JN309364

エドガー・ケイシーに学ぶ

日々の健康法

福田高規
Takanori Fukuda

たま出版

まえがき

皆さんは常識を大切にして生活しています。

まわりの人々と上手にお付き合いをするには常識が重要ですね。

常識は時代によって、宗教によって、人種によって、国によって、地域によって、教育によって、仲間によって、男女によって、家庭によって、年齢によって、肉体的な差異や障害によっても、それぞれ違っています。

その上、一人一人の、その時々の立場、見方、考え方によっても違ってくるのが当然です。


自分がお互いの間には、常識の違いがあるということを認知していませんと、相手の人との間がうまくいかないとき、お互いに、どんな違いがあって行き違っているかが理解できません。そこで、お互いに相手を理解するのが「難しい」と感じます。


この本の中には、皆さんのお役に立つ常識はずれのアイデア、工夫、チャンスがあります。アイデア、工夫、チャンスというものは、いつも常識はずれです。

これは常識の範囲を越えていますので、はじめは難しいと感じるでしょう。

このときに、ご自分の常識を外しますと、実はとても単純なことをお伝えしようとしているのが分かります。

ところが、あまりにも単純なので、不思議なことに常識にとらわれている方には理解できません。

例えば、健康に生活するためには心や体の悪いところをシッカリと見て、その悪いところをナントカしてよくしようとするのが常識的な対応です。そして、これは科学的で証明や検証ができますので、とても分かりやすいのです。

物質的、物理的、発見、発明、応用、生産的な対応としては、きわめて有効です。私たちは現在、こうして物質文明を発展させ、その恩恵に浴した生活をしています。

一方、「私たちは、みんなで、一つの生命を生きています。生命は愛という意識です。その偏在する無条件の愛のスバラシさをこき使う快適な生活法がありますよ」というのは、いかにも、ナンダコリャです。非常識で、奇抜です。

でも、皆さんは間違いなく、生命という活き活きした知恵と慈しみの働きそのものなのです。私たちの肉体も、心も、この雄大な宇宙も、人知の及ばない偉大な知恵の活き活きした働きです。

「生命の働き」とは、皆さんは、自分がシッカリと見ているモノを、これから自分の体験にしてしまうという「愛の仕組み」です。

このあたりも、ナンダコリャでしょう。

この「仕組み」を知らないで生活され、なかなか元気になれない方々、心身ともにボロボロになる体験をされておいでの方々が大勢います。

ここでは、その懸命で活き活きした「生命の仕組み」の働きを活用する話をオモシロクさせていただきます。


この「生命の仕組み」は、政治、経済、文化、スポーツ、芸能、健康法、人付き合いなど、生活のあらゆる分野で常識を超えて活用するものです。


これは理屈を越えています。ナントカして理解しようとする必要はありません。

これは証明するものではなく、やってみると身に付くものです。

身に付きますと、今度はこれがご自分の常識になります。


これはお金がマッタク掛かりません。

これは「生命の仕組み」ですので準備はいりません。

これはこのままで無条件に働きます。私たちはみんな、今すぐに体験できます。身に付きますと、自分がナントカしなくても、この「生命の仕組み」が、ひとりでに働いてくれます。

皆さんが「生命の仕組みの働き」を体験しますと、最初は、何が起きたか分かりません。「狐につままれた感じ」です。自分がしたのに納得しません。

誰でもみんな、この今、この仕組み、この力、この働きを生きています。その働きそのものです。

それを消極的ではなく、人々の生活のお役に立つ目的をハッキリさせて、積極的に体験するだけです。

ここでは、これを皆さんに理解していただこうとしているのではありません。私の五十年以上の体験を皆さんと分かち合いたいのです。

私たちは今まで体験したことがない、自分が分からない体験をしようとしますと、まず、それを体験している人に出会って、その人の真似をしてみますね。

こうして、それを自分の体験にします。

例えば、自転車を見たこともない人に、自転車を見せ、自転車に乗るという理論をとうとうと述べて、ハイ乗ってごらんと言っても、いろいろ考えてしまって乗れないでしょう。

まず、自転車に乗れる人が楽しそうに乗るのを見ます。

それから、他の人に、自転車が転ばないように支えてもらって乗ってみます。

すると、すぐに乗れるようになります。

この本では、私が、「愛」という「生命の仕組み」で出来た活き活きした自転車にオモシロがって乗ってご覧にいれます。


皆さんは、今のこのままで、「愛を肉体で感じる」というエネルギーが働いて走る仕組みの自転車です。

ここでは「愛」を自転車に例えていますが、「愛」は、宇宙よりもっと大きい、休むことなく活き活きと働いている「仕組み」です。


「愛」は「生命の活動」です。動きまわり、活き活きと働きつづけています。

「愛」は考えるのを止めて、このままの自分を感じるとよく働きます。

「愛」は一切の条件無しでそのままに働きます。

「愛」は私たちが、うまくやろうとか、ナントカしようとしなくても、まったく無条件で、活き活きした「生命・意識の仕組み」どおりに、きちんと働くエネルギーです。

「愛」が働かない理由なんか一切ありません。なにしろ、「無条件」の働き者です。

「愛」は皆さんの誰でもを、一生の間、片時も放しません。

私たちはずっと、「愛」のお世話になっています。

この私たちが、「愛」というエネルギーで動き、働く偉大な知恵の仕組みです。


私たちは日々に「愛」をこき使っています。

いいですか。「愛」は、もらったり、差し上げたりするというより、自分の肉体で感じるものです。


いいですか。「愛」は今、ここにある私たちの心身を「どんな感じかな……」とそのままに観じている存在です。この「……」が愛の働きです。


その「愛の感じ」を肉体からあふれさせます。

その「愛の感じ」の働く場を指定します。

すると、もともとそこで働いている「愛」が、無条件に活性化して、活き活きと働きます。

私たちが、自分でナントカしなくてもいいのです。

その「愛」の見事な働きにビックリし、感動する体験の全部が「愛」の体験です。


「愛」はそのように働きます。


この本は、日々の生活のお役に立つ新しい常識を、皆さんにぜひ活用していただきたいと思って書きました。

活用するとは、まず、私の真似をしてやってみます。それが役に立つとわかったら、私の方法を、どんどん自分らしい方法に変え、多くの人々の役に立つように、自分らしく伝えていってください。


私は信じています。ここに書いてあることを多くの人々が活用する日が来ます。

この今も、わくわくしています。

いいですか。世界中の人たちみんなが「愛」を感じ、積極的に「愛」を働かせながら生活している。これが世界平和です。

では、これから、私たちが上手に「愛」をこき使う方法をお話ししましょう。

目次

「愛」はトボケテいる

○ヌスット

いいですか。よく覚えておいてください。

私はヌスットです。

人々が苦労して身に付けた「うまい生き方」を見逃すことなく、片っ端から盗んで、盗んだものを、まずやってみて、それを自分らしく応用し、単純化し、困っている人々にどんどん差し上げるヌスットです。

そして、私がこの半世紀の間、「うまい方法」を手当り次第に盗み出しているのは、エドガー・ケイシーのリーディングです。

そこから、人間とは何か、どう生きたらよいのか、心身の健康法についての「うまい方法」を取り出しては、皆さんにお勧めしています。

おかげさまで、こうして、多くの方々のお役に立つ生活をさせていただいています。


エドガー・ケイシー（一八七七年〜一九四五年　アメリカ合衆国）は、眠れる奇跡の人と言われた人です。

小学生の頃から生涯を通して、自分が催眠状態に入ると、何千人という人々の質問に、的確な答えを与えることができました。確かに眠れる奇跡の人なのです。

しかも、その大部分の一万数千回は、計画的に、速記者によって記録されています。

その記録をリーディングと呼びます。

今では、この膨大な記録は、コンピューターで公開されていますので、誰でも、自宅にいながら、リーディングを読み、それを日々の生活に活用することができます。

リーディングには、当時の人々が問いかけたありとあらゆる問題への解答があります。

その中でも、私の興味があるところは、人間とは何か、どう生きたら良いか、健康法、病気とその治療法、食事法などです。

その他にも、個人的な相談、死、死後のこと、再生（人間は、何度も生まれ変って人生を体験する）、神、地球と人間の歴史、近未来の予見、キリストの生涯、聖書、ピラミッド、古代に存在したアトランティス大陸の文明などさまざまなリーディングがあります。

リーディングのうち、およそ九千件は医学的な透視、診断、治療に関するものです。今でもそうですが、人々の悩みの多くが病というのもうなずけます。

エドガー・ケイシーのリーディングは、ある病気の治し方はこれこれと、病気の治療法を教えてくれていたのではありません。その時々の、その人自身に合った治療法や健康法を伝えてくれたのです。

もっと正確に言えば、リーディングは、質問した人が、自分で自分を元気にする方法を述べたものです。

私も、私なりの方法でそれをやっています。

ですから、私の治療は何々病に効きますと言いません。

「私の治療は、皆さんがご自分で、ご自分を元気にします」。

そこで皆さんが、ご自分で、ご自分を元気にされるようにして差し上げるのが、私の仕事です。

人々はみんな、自分が選択したものを自分の体験にしています。

人々はみんな、自分が健康を選択し、その健康を自分で体験します。

私もその時々の一人一人の方々に合ったその方自身の健康法を、この「生命の仕組み」の中から出して差し上げるという選択をして多くの人々のお役に立っています。

いいですか。問題と答えは同時に存在しています。当たり前ですね。

その方とその方の健康法はくっついているのです。


人々はそういう考え方をしていません。そこでそういう選択をしません。

私はエドガー・ケイシーのおかげでそのことを知っています。

そこで、皆さんお一人お一人の今の健康法を「生命・意識の知恵と慈しみ」の中からとり出すという選択をしています。

「知恵と慈しみ」は、手品師が、皆さんの前に、変なものを取り出してみせるシルクハットです。

その方法がここでお話ししたい「世界中の人々の健康」のお役に立つうまい方法です。

エドガー・ケイシーとリーディングについてのお問い合わせは
日本エドガー・ケイシーセンター　電話03-3465-3285

この本に書かれている私たちみんなを生かしている「生命」・「意識」とはどういうものか、それがどういう働きをするか、その仕組みはどうなっているのかは、そのリーディングを基にして説明しています。

ご心配なく、こんなことは理解しようとする必要はありません。それを活用し、具体的に体験すればよい問題です。

例えば、テレビやコンピューターがどういう構造で、どうして働いているのか知らなくても、私たちは、自由にそれらを活用し、体験しているようなものです。

私が治療の道を歩み始めてから、もう三十五年が経ちました。私はエドガー・ケイシーのリーディングに基づいた治療をしています。

そこで、これから申し上げる生命の働きを私が体験するのが、私の治療の基本です。

その私の生命の働きの体験は、そのまま、皆さんの生命の働きの体験です。

なんだかオカシイでしょう。

でも、ホントです。誰かが生命を活き活きと働かせますと、健康な生活を選択して生きている人々は、元気な生命の働きを体験します。

説明しますとこんな具合です。このようにして、私の体験は、同時に、皆さんの体験なのです。


リーディングの基本は、「すべては一つ」です。

その「一つ」が、今ここで、「活き活きと活動している私たちみんなの生命」です。

リーディングは、その「一つの生命の連続性」が「時間と空間と力」と言っています。

私たちは、みんなで、それを体験している「生命」です。

そして、「生命」は、「自分という存在」を「今、ここ」という、この一瞬に「意識」しながら、ひとときも休まず、ぐんぐん働いています。

そのエネルギーが働いて皆さんが元気になります。


当然、そのエネルギーは、私たちの誰かが働かせるのです。

当然、そのエネルギーは、私たちの誰かが働かせないようにすることもできます。


「生命」と「意識」は同じ「一つ」の表現の違いです。

「生命は意識です」と言うのは、単に言葉の問題です。こんな所でつまずかないでください。

例えば、生命は成長という生命現象を説明しやすいのです。一般的に、意識という言葉では、成長するという生命現象を説明しにくいのです。もちろん意識も成長します。

一方、夢をみるという意識現象は、生命という言葉では説明しにくいのです。もちろん、生命も夢をみます。

私は、私らしい方法でそれを活用してきました。その私の体験をお伝えして皆さんのお役に立ちたいのです。

皆さんに必要なのは、「活用」です。

私は日本人で、日本で生活しています。そして、私がお役に立とうとしている人は、ほとんどが日本人です。そこで、この本では、日本の皆さんに分かりやすい表現で、皆さんによりお役に立てるような言葉でお伝えしています。

例えば、リーディングは、「すべては愛と法則の働き」と言いますが、私がこれを皆さんにお伝えするときには、「知恵と慈しみの働き」と言いかえて説明する場合があります。その方が、分かりやすいと感じるからです。

当然、もう、お分かりですね。皆さんが「愛」という言葉の方が解りやすいところでは、「愛」をたくさん使っています。

こうして、私は「愛をこき使っています」。

それから、この本ではどの項目も、どんな表題でも、「知恵と慈しみの働き」について説明しています。それを実際に使っていただきたくて、同じ説明や同じ話を、何度も何度も繰り返しています。

そうしますと、皆さんが必要に応じて本を開き、途中から読まれても大丈夫。ご理解いただけるでしょう。

早いものですね。私がリーディング号という白馬に乗り、意識のみ旗を掲げ、意識を活かして生活し始めてから半世紀以上が経ってしまいました。「意識」は、多くの人々のお役に立つスバラシイ「知恵と慈しみの働き」です。

あとで申し上げる「知恵と慈しみの働き」を活用している私のうまい方法があります。皆さんは、それを真似してみてください。それに慣れましたら、皆さんの方法をお試しください。

大丈夫です。皆さんお一人お一人は、本当に素晴らしい知恵と慈しみの働きそのものなのです。

しかも、お一人お一人が、それぞれに他の人とは違っている体験、他の人たちとは違う感性、他の人たちとは違う目的を持ってこの地上にやってきているのです。

どうぞ、そのままの自分らしさを生かして、人々のお役に立ってください。

しかも、自分がナントカするのではなく、「愛」という「知恵と慈しみの働き」がナントカするようにしむけるのです。

ぜひ、それをご自分で体験してください。何の心配もいりません。

いいですか。私が使っているタクサンのやり方が書いてありますが、それを参考にして、どうぞ、ご自分のやり方を造ってください。

どうぞ、いつでも、新鮮な自分を生きてください。

魔法使いの種

○愛って何ですか。

私は皆さんに向かって、私の治療法や私の立場をご理解いただくために、全身でよくこう表現します。

まず、両手のひらで、非常に大切なものをおしいただくようにし、両手のひらを自分の顔の方に向けて体をちぢめ、それから、その大切なものを皆さんに差し出すように、全身を伸ばしながら、「私たち一人一人は、このままで、本当に、スバラシイ存在です」。

私はここで、その感じにひたりながら両手を顔の方にすこし広げ「ワースゴイ」と言います。

「愛」って全身のそういう感じです。

私たちが、自分の肉体の感じを意識しますと、もともと、皆さんとして生きて働いている「生命」の「意識」が皆さんの心身を活気づけます。なぜなら、「愛」は活き活きとした「生命（意識）の働き」です。

私たちの心身に生命（意識）が活き活きと働きますと、私たちは、とても元気になります。ご自分が元気に生活したければ、まず「愛」を自分の全身で感じます。そして、ご家族や職場の方々をはじめ、街の人たち、日々に出会う人々もみんなが、それぞれに「愛」・「生命の働き」を生きていると感じて差し上げます。

すると、その方々が元気になるばかりではありません。ご自分が元気になります。しかも、世界中の人々が元気になります。なぜなら、私たちはみんなで、同じ一つの生命、一つの同じ意識を生きているからです。

そして、「愛」は活き活きした「生命の働き」です。その「愛」が働くからです。「愛」は、私たちが、ここにあるこのままをこのままに、「どんな感じかな……」と観じるとき働かしています。

「……」のとき、活き活きと働くのです。

いいですか。私たちが「愛」を感じますと、「愛」は自分にも働きますが、同時に、世界中の人々にも活き活きと働きます。

そこで、自分が、活き活きとしている「愛」をいっぱい感じて、「この人、あの人、これ、あれ、ここ、あそこ」と、具体的な人の名前、物の名前、場所の名前、出来事の名前を告げます。すると「愛」は、そこで、活性化し、きちんと働きます。


どう働くかは、「愛」にまかせます。


人間としましては、これをやって差し上げる人々には、シーッ、気づかれないように、黙って、ゼスチュアも入れないでやって差し上げているほうがカッコウいいのです。

もっとカッコウいいのは、遠くからやって差し上げ、しかも、それを忘れてしまうときです。

そこで、私がゼスチャーたっぷりにやってみせるのは、マコトにカッコウワルイしぐさです。

私は「愛」をカッコワルク、オオゲサに説明している道化師です。

私たち一人一人は、この今、生命（意識）の働きを、そのままに生きている「愛」です。

私たちは「愛」以外の存在にはなれません。

私たちは「愛」という活き活きした「生命（意識）」以外の存在にはなれないのです。

私たち一人一人は、それこそ熟練した「魔法使い」です。

ア、間違えました。私たち一人一人は、見事な「愛使い」です。

「愛」は、こちらの要望を聞いたら、きちんと仕事をしてくれる「間違うことがない働き手」です。

私たちが指示を出せば、私たちの「愛」は実にうれしげに轟々と働きます。本当にかわいい働き者です。

その体験が人生です。この人生の目的は「愛」をせっせせっせとこき使う体験です。

当然この今、私たちは誰でも「愛」を使いこなしています。

ただ無意識に「愛」を使って生活しています。

ほとんどの人たちは「愛」を使っている意識がないのです。

そこで、「愛」は世界中で、人々によって、うっかり間違って使われてしまっています。コトバが悪いのですが、多くの方々は「愛」の使い方がヘタなのです。

私たちは、地球小屋で、魔法を演出し、魔術を演技している魔法使いです。

いや、間違えました。私たち一人一人は、地球小屋で、「愛」を演出し、「愛」を演技しているまことにスバラシイ「愛使い」なのです。

私という「愛使い」は、見るからにまじめ人間です。ユーモアという薬があれば、せっせと飲む必要があります。薬を飲まないで、まじめ人間コンテストに出れば、おそらく、上位に入賞するでしょう。

そして、毎日、「愛」をこき使って治療しているまじめな治療師です。

ところが、私に使われている「愛」の方は、ひょうきん者です。私は昔から、実感として「愛」はトボケテいると言っています。

私が、もう四半世紀、こき使っている「愛」あるいは「意識」は、私が「アイボウ」と呼ぶかわいい魔法使いの「相棒」です。このひょうきん者の魔法使いが、私といっしょに働いているので、私がトボケテいるように見えてしまうのです。

私は、まじめな治療師です。ところが、そんなわけで、人々には、私が地球小屋で魔法を演出し、魔術を演技しているひょうきんな魔法使いのように見えてしまっています。

あとで説明しますが、私がこのひょうきん者の相棒に声をかけるときは「アイボウ」と呼び捨てにしています。そして失礼して、この本では、「愛棒」という文字を使わせていただきます。

でも、この愛棒は、私だけの愛棒ではなく、私たちみんなの愛棒です。私たちみんなの愛棒ですが、私にとっては、大切なたった一人の愛棒です。ですから、そのように接しています。

「同行二人」という言葉があります。それです。

愛棒と私は二人で、トボケタ治療相談、アッと驚く人生相談、それに夢相談。かてて加えて、愛棒といっしょに皆さんの夢をみて差し上げるということまでやってのけます。

もちろん、愛棒といっしょに皆さんの治療もしています。これが愛棒と私の本業です。

魔法使いになる場合、誰でもそう、はじめはうまくやれません。魔法を、無心で楽しんでやりつづけますと、ひとりでに一人前になります。皆さんも、魔法使いになると決めて、オモシロガッテやりつづけますと、見事な魔法使いになります。

皆さんは、誰でも、もともとの魔法使いではないでしょう。でも、誰でも、もともとは「愛使い」の家系に生まれた由緒正しい「愛使い」です。それを自覚し、積極的に愛を自分らしく使って、使って、「愛」を使うのに慣れてしまえば、それがスバラシイ、「愛」があふれる人生です。

この世の中にはさまざまな治療法があり、それぞれ、皆さんのお役に立っています。そのそれぞれの治療法の、名人、上手、達人が大勢います。各地で、その大勢の方々が皆さんの治療に大活躍しています。ありがたいことです。

私は皆さんの具合の悪いところを何とかして治そうとしない治療師です。

困っておいでの方が快適で、楽しい、愛にあふれた生活をされるように、私が今できることを「愛」の「意識」に聞いて、聞いて、聞きまくる治療をしています。

私が生命・意識・愛に聞いて、聞いて、聞きまくる治療法は、今この時の「愛の意識」がささやく、愛棒とお一人お一人の方と私らしいナンダコリャの治療法です。

聞いて、聞いて、聞きまくるナンダコリャの治療法ですから、効いて、効いて、効きまくります。

私は、「愛」が答えてくれるこういう方法がありますよ、という治療法のいくつかをやって差し上げます。

必ず良くなるのでオモシロガッテ日々を過ごしています。

こうして、私たちが「愛」を意識しますと、私たちの「愛」が見事に働いて、私たちの具合の悪いところを治すのを見て感動する日々を体験します。

見方を変えれば、こんな日々を送っている私は「愛」にこき使われている道化師が歴然です。

治療中、私が「愛」の「意識」に聞いたトボケタ治療法を患者さんにお伝えしますと、それを聞いて怒って帰ってしまう人もいます。

患者さんに叩かれたこともあります。

でも、私はまじめにやっています。実際に治療しているのは、怒られたり、叩かれてしまった私ではなくて、私たちみんなの「愛・生命（意識）の働き」なのですから。私に罪はありません。

やがて、人々は、私が実際に、「治そうとしない治療師だった」と分かる時が来ます。そして、もうすぐ、人々は、自分で「愛」をこき使って、自分や他の人々の症状をとるのが当たり前の生活を体験します。

それは、とても自然です。

○愛棒について

私どもの世代は、モッコや天秤を担いで仕事をした最後の世代です。モッコはしっかりした紐状の輪のついた丈夫な網や袋に重い物を乗せ、輪に棒を通して、その棒の前後を二人で担ぎます。

お先棒を担ぐのは未熟者。体力の弱い方です。お先棒を担ぐ人を、ハナシの中では、よくオッチョコチョイとして語ります。

ところで、後ろを担いでいる相棒は、実際に重い荷物をしっかりと支えて、調子をとっています。特に坂や階段を上り下りするときはそうです。

お先棒は、棒の先頭を担いでハンドルを切る役です。目的をハッキリさせ、その方向に向かって行動します。

皆さんの後ろで、皆さんといっしょに、皆さんの重い人生と生活を支えている相棒は、「私たちみんなの愛棒」です。そして、困難な時こそ、働き者の愛棒が、後ろから、シッカリと、私たちの人生と生活を支えていてくれます。本当にありがたい働き者です。

ところで、私たちお先棒と私たちを支えている愛棒は、同じ一本の棒を担いでいます。私たちと愛棒は、日々、同じ一つの意識を担いでいるのです。同じ一つの意識を活かし、同じ歩調をとって、ホイ、ホイ、ホイ、と協力してこの人生をやっています。

自分が、怖いのに怖がっていないフリをしたり、自分が怒っているのに怒っていないフリをしたり、自分が悲しいのに悲しくないフリをしても、愛棒にとって何の意味もありません。愛棒は、私たちが自分でナントカしようとすると、何の協力もしません。

怖い時には、怖さという体験を肉体でじっくり味わってください。怒っている時には、怒りがどんな感じがするかをよく感じてください。悲しい時には、シッカリと悲しんでください。

その時は自分ばかりで怖がったり、怒ったり、悲しまないで、私たち皆の愛棒といっしょに肉体がどんな感じをしているのかをそのまんまに観じます。

「今、どんな感じかな……」。

その感じについて考えないでください。その感じを言葉にしないでください。ひたすら、ひたすら「今、どんな感じがしているのかな……」。これです。

私たちは、愛棒といっしょに知恵と慈しみという棒（意識）を担いで、日々に体験を求めています。どんな時にも、愛棒といっしょに、今、ここにあるこのままを、このまんまに感じるのです。「今、どんな感じかな……」と静かに観じているのは「愛棒」です。（註）

愛棒は、今、ここにあるこのままを、このまんまに、正確に、じっくり、シッカリ感じたいのです。その感じを観じたいのです。愛棒は、私たちといっしょに、一刻一刻の肉体を感じたいから、片棒を担いで、この今の生活をいっしょに体験しているのです。

愛棒といっしょに知恵と慈しみという棒（意識）を担いで、生活を造り上げるのは、このまま、生命の栄光の体験です。その体験が私たちみんなを元気にします。

私たちは、それぞれに自分の人生のお先棒を担いでいます。自分が、これから、どんな体験をするかを決めるのも、どんな人生を送るか決めるのも、心身のつらい状態を改善するのも、そして、あとで申し上げる確認する作業も、私たちお先棒が、「うまくいくに決まっている」と自分で決めつけ、思いこみ、感じこみをしなければ、後ろで、わくわくして観じている愛棒も押しようがないので、何も起こりません。

「感じこみ」は私の造語です。「まざまざと感じきってしまう」という意味です。

うまくやろうとしたり、フリをしたり、ナントカしなければと考えないでください。「うまくいくに決まっている」。ただそう感じこむのです。これだけ。

そして、そのことも忘れて、この今を楽しんでください。この今を、本当に全身でオモシロガッテください。

うまくいくかどうかなんて考えないのです。そんなこと考えるのはいやな感じです。

私たちの後ろを担いでいるのは「愛棒」ですよ。「愛棒」は私たちといっしょにオモシロイ体験がしたいのです。うまくやってくれるに決まっています。

また、うまくいかなくても、それは、私たちが、「愛棒」といっしょに、これからうまくいくために必要な、大切な体験をしただけです。


人々はみんな、この「愛棒」のことを知らないのです。私のところに人生相談にお見えの多くの方々は、この私たちみんなの「愛棒」の働きを無視して、自分だけで人生をやっているつもりになって苦労しています。


多くの人たちは行動しなければならないこの今、過去について考えつづける癖があります。

私たちが、後ろを振り返って、過ぎ去った過去について考えますと、愛棒は、私たちを押しようがないのです。

いいですか。私たちの「考え」は「過去と未来」についてを考えているのです。私たちは「過去と未来」については考えられます。でも、この「今」は考えられません。「今」は感じるものです。

こうして、「愛棒」について知ったところで、愛棒の活かし方が分からないと、多くの方々は、お先棒に自分の肩をつけて、ただ何となく、足踏みをします。

またせっかく、お先棒を担いでも、愛棒が、後ろから押してくれるのを待っています。これでは何も起きません。これではうまくいかないのです。

「愛棒との一体感は、自分が、愛棒といっしょにどんどん行動する感じ」です。

「一体感」は一瞬一瞬、変化しながら自由自在に働きます。

私たちは、毎日「愛棒」といっしょに実際に仕事をしています。

いや、私たちは、この今、「愛棒」といっしょに仕事をしてしまうのです。

自分が自分の肩に、人生という荷物をを担いで、自分の目的に向かって、自分の足で歩かなくては、具体的な仕事になりません。私たちが、目的をハッキリさせたら、心身ともに、ひたすらリラックスして、「やるぞ、やるぞ、やるぞ」と、リズムをとって元気に、どんどん歩きましょう。

いいですか。この人生のお先棒は、自分のバックにいて、自分を支えている「愛棒」の存在をハッキリと感じ、自分の行動の目的をハッキリさせたら、前進。

自分が先に、活き活きと歩く。前へ、前へです。まずは、「愛棒」を引っ張って前へです。私たちは、「愛棒」といっしょに、同じ重荷、同じ人生、同じ棒を担っています。私たちがオモシロガッテ前へ行けば、「愛棒」もオモシロガッテ前に行きます。私たちが「愛棒」を前へ、前へと、オモシロガッテ引っ張ってやります。すると、「愛棒」が、後ろから、オモシロガッテぐんぐん押してくれます。ありがたいですね。

これが「一体感」です。「一体感」はいっしょに行動する感じです。

行動するときには、物事を冷ややかな目で見ないで、感動してやりましょう。もっと感動する癖をつけてください。感動を、お先棒を担いでいる自分が造り出すのです。これが感動する人生です。すると、「愛棒」といっしょに働いた感動する体験が造り出されて、私たちの目の前に出てきます。

私が、「この人生は、どれもこれも、いいことも、いやなことも、どちらも、オモシロガッテやる」というのはこれです。

いつも、私は、自分が行動する前に、「愛棒」に声をかけます。「行くぞ」。そして、仕事の最中は、「行け、行け」と「愛棒」をけしかけて、私の方が「愛棒」を充分にこき使います。「愛棒」といっしょに仕事を担っているからこそ、自分がこれからする仕事は「うまくいくに決まっている」と言い、同時に「うまくいっている」という感じを感じ、「ワースゴイ」と感謝しています。

「ワースゴイ」は私の口癖、感じ癖です。

私は、後ろから、活き活きと押してくれる「愛棒」のお先棒を担いでいます。そのお先棒にもニックネームがあります。私のニックネームは「テルテル坊主」。

「うまくいっテル」
「スバラシイことが起きテル」
「うまいことがやって来テル」
「シッカリ感じテル」
「愛があふれ出テル」
「輝いテル」
「充ち足りテル」

「どんな時にも活き活きしテル」

「愛棒が実にうまくやっテル」

「うまくいくに決まっテル」。

そのテルテル坊主の後押しをしてくれテルのが私たちの「愛棒」です。

（註）そこにある「そのまま」を静かに感じているのは私。その、そこにあるそのままを静かに感じている私を「そのまんまに」、「どんな感じかな……」と観じているのは愛棒。どんな時にも、愛棒は私の感じを深々と観じています。

人々はそれに気づいていません。


ところで、そこに起きていたそのままの体験と、体験していた自分を、そのまんまに、愛棒とともに観じきる体験。これが人生。

そして、「愛棒とともに、充分に観じきったので、この体験はこのまんまで大丈夫。

これは、これからのスバラシイ体験」これが反省です。

○称名（ワンワンワンワンワン）

「愛棒」を身近に感じる「称名」という方法があります。

「称名」は偏在する神や仏の名前を繰り返して唱え、生活に勢いをつける簡単な方法です。私たちの「愛棒」の働きをほめ讃えながら、具体的に、自分の肉体に、その働きを感じます。

「称名」を何千回も繰り返して唱えますと、「称名」がどんどんと短くなります。いつもそうです。

例えば「南無阿弥陀仏」という「称名」を繰り返して唱えていますと、「ナーマイダー」になります。

この調子で「愛棒」の称名を繰り返して唱えます。すると、「ワンワンワンワン」になります。オカシイでしょう。

いいですか。「ワンワンワンワン」と言うのではありません。

いいですか。「ワンワンワンワン」と感じるのです。

私は「愛棒」の働きを自分の背中にある脊柱と腰にある骨盤に感じています。

体のどこかに具合の悪いところがあったら、そこに「ワンワンワンワン」を感じます。

自分が目で見ている対象を「ワンワンワンワン」といっしょに見ます。耳で聞いている音を「ワンワンワンワン」といっしょに聞きます。においを「ワンワンワンワン」といっしょに嗅ぎます。食物を「ワンワンワンワン」といっしょに味わいます。そして、何かを触る時には、「ワンワンワンワン」といっしょに触れるのです。

一日中ワンワンワンワンと、「愛棒」の働きを体で感じて、「愛棒」の働きをぐんぐん加勢しながら生活します。

これを癖にしてしまうと、何もする気にならない時にこそ、ワンワンワンワン。「愛棒」といっしょにいる体験を、自分が先頭に立って造ります。なにしろ、私が、「愛棒」のお先棒を担いでいるのです。

人生はどんな時にも、オモイッキリオモシロガッテ「愛棒」といっしょのワンワンワンワンを感じながら過ごす自分の選択とそのさまざまなナンダコリャの体験です。

もっといくと一瞬で、この「称名」が、自分の肉体ばかりか宇宙に響き渡るほどに短くなります。

どうぞ、これからは「愛棒」の働きを肉体のそこここ、生活のそこここに、具体的に感じながら、生活してください。

○トボケた治療

だんだんと、いろいろな治療法を述べていきますが、これらは、その人に対し、その時、その人の心身の状態を改善する一つの方法です。

その治療法は、決して、正しい方法ではないし、どなたにでもに通じる方法でもありません。その人のその時の症状を軽減するおびただしい数の治療法の中の一つにすぎません。

その一つの治療法が、ある方の症状を和らげ、その方の心身の悪いところが消えてなくなって、その方が元気になられたとしても、その治療法がその方の症状を治したのではありません。

いいですか。その方が、ご自分の心身の状態を健康にするように、ご自分の生命・意識・愛を活発に働かせたから治ったのです。

その治療法は、その方が、ご自分を元気にするように、その方に働いたのです。

この一つ一つの愛棒に聞いたトボケた治療法は、愛棒と私とその方の自由な選択とその体験です。

ある患者さんの症状をとるとき、私以外の治療師が意識に聞けば別の治療法が出てくるのは当たり前です。治療師一人一人も、それぞれに個性があり、それぞれ違った経験と治療特性を持っているからです。

いいですか。治療とは治される人と、治す人と、意識（愛棒）の共同作業です。この三者で協議して造り出し、私たちらしい、その時々で違う、貴重な「愛の体験」にするものです。

ここで、いくつか治療例を挙げましょう。

腰が抜けるように痛む方、膝に力の入らない方、やせてほっそりしたい方、腹部が固くなって圧迫感のある方などに処方された愛をこき使う治療法。始終やっています。

それは歯茎のマッサージ。

もちろん、本人がなされればよいのです。しかし、私たちはみんなで同じ「愛」、同じ「生命」、同じ「意識」を生きていますので、私がやってもよく効きます。

私が本人の口の中に手や指を入れてマッサージするのですか。

いいえ。これがオモシロイところです。私が自分の口に自分の指を入れて自分の歯茎をマッサージする実演をするのです。

私は、自分の歯茎を実際にマッサージするのですか。

いいえ。実感で。いかにもそれらしくマッサージをします。

フリというよりも、本当にマッサージしているという実感です。

私は、四十代から三十年も総入れ歯です。毎朝晩、三十年も、自分の歯茎をマッサージしているのですから、歯茎のマッサージはオテノモノです。歯茎がキュッキュと音がするところまで実感します。

そして、患者さんも実際にマッサージをしたことにします。

あるいは、私は口を開けてマッサージをしている状態なので、モガモガ声で私たちの愛棒に患者さんの具合の悪いところ（愛棒が働くところ・目的の場所）を、ここ、ここ、とハッキリさせます。

すると一瞬、そこに愛棒が働いて患部のこりや痛みがコロッと消えます。

マジックも同じなのでしょうね。マジックを文章にしても、面白くもおかしくもないし、読んだ人もゼッタイ感動しません。この文章も同じです。人々はこれを読んでも、誰も感動してくれませんよ。

私は、その患者さんに「毎日、歯茎のマッサージをしましょう」とお願いします。そうすれば、その方はきっと、快適で健康な生活が体験されます。

これからのご自分の、日々の体験をどうするか決めるのは、私たちではなく、患者さんです。

いいですか。私たちみんなの愛棒をこき使って、ご自分の心身の具合の悪いのを良くするのは、私たちではなくご本人です。私たちはみんな、ご本人に使われているのです。

私のところにやってくるご相談もいろいろです。ストーカーをする人、される人。スサマジイ話が聞けます。考えるのを癖にしているストーカーさんの夜はナガーイのです。セックスをする人、される人。相談中もドキドキしますね。

妊娠をする人、しない人。私のトクイな分野です。間違えないでくださいね、私はご相談中、私たちのまわりで聞いている赤ちゃんの魂にも語りかけているのです。

逆子の赤ちゃんには、電話の受話器を、お母さんのお腹につけてもらって、話しかけます。
「赤ちゃん。人間の赤ちゃんて、お腹にいるときには、頭を下にしているものだよ。今の赤ちゃんは、反対じゃない。みんなで、楽しいお産を体験しましょうよ」。

これで、見たこともない、その後も会うこともない赤ちゃんは頭を下にします。

こうして、お腹の中の赤ちゃんに語りかけるのも、私のいつもの仕事です。受話器をお腹につけるのは、演出です。また、赤ちゃんたちは、まだ、名前がないし、性別も分からないので、赤ちゃん、と呼びかけます。

アメリカの人のお腹にいるアメリカ人の赤ちゃんだって、私が語りかける日本語が、リッパに通用するのですから、おかしいですね。

ご存知ですよね。生まれる前の赤ちゃんは想像を絶するほどたくさんの人生体験を積んだ知恵と慈しみそのものの魂です。もっともっと「愛」を体験したくて、自分の人生を選び、両親を選び、肉体などの諸条件を選んで、そのもつれ合いの中から千変万化する「愛」を自分らしく、さらに変化させながら、まわりの人々と共に造り上げる体験をしようとしているのです。

生まれる前は言葉ではなくテレパシーが通じます。ですから、私はいつもいつも大勢の生まれる前の赤ちゃんに電話でお話しししています。

生まれてしまうと、赤ちゃんは顕在意識を使って生活しますから、新しく言葉を覚え、その言葉でなくては通じなくなります。

私の言葉に反応して、頭を下にしたのは、赤ちゃんからご両親への「愛」の贈り物です。

赤ちゃんは、はじめから、ご両親に、いっぱいの贈り物をたずさえてやってきます。

私の話を聞いて、頭を下にした何人もの赤ちゃんが大きくなって結婚し、子育てをしています。

今に、その方々のお腹の中の赤ちゃんに電話で話すチャンスもあるでしょう。


さて、子育て真っ最中の方々からのご相談もあります。

それらは千差万別です。

ご両親は、うちの子には健康で幸福になってほしい、そう思っていますね。

そこで、ご両親は子どもにとって、いい親であろうとし、子どもにああしろ、こうするな、ああするな、こうしろ、と言って育てます。

私も、父親という体験を選択し、今、十一歳の男の子の子育て真っ最中です。

私は、子どもにとっていい父親になろうなんて思っていません。毎日、セイイッパイ、愛を感じ、愛を発散しているお父さんである選択をしているだけです。

子どもが毎日、どう感じながら生活しているかには関心があります。そこで、子どもの話は積極的に聞きます。でも子どもが、私のことをどう思っているかに関心はありません。

私は子どもに、自分の気持ちを伝えますが、子どもを自分の思いどおりにしようとはしない親です。

私は静かに、世界中の人々の心身の健康のために愛をこき使っています。

私の息子は今までに、無数の人生を経験したスバラシイ魂です。

この地上に、この時期、自分らしいオモシロイ、あるいは、とんでもない体験をしようとし、私の子どもである選択をして生まれてきました。今、自分が自由に選択した日々を体験しながら、私といっしょに生活しています。

母親は私とは違う自分らしい決めつけ、思いこみ、感じこみを駆使しながら、私からも自由に、子どもとかかわり合いながら、自分らしい生活を体験しています。

お互いに楽しく過ごすために、今日も、私たちらしいアイデア、工夫、チャンスを活かして生活しています。

ある女性の患者さんの治療が終わりに近づいたのに、左肩のこりが、頑として、その存在を主張しています。意識に聞くと、下顎を引いて、左右に、小さく動かすと出ます。

いいですか。これを私がやっても、ご本人がやっても、この存在を主張している肩こりはよくとれます。この時は、ご本人がやられました。そしてヒョッと、とれました。

当然ご本人には、これを毎日やっていただいています。そして、その方にお会いするたびに、感謝の言葉をいただいています。

健康でありたい人、健康になりたい人たちからのご相談があるのは当然ですね。

その上、生まれた時から血液のがんの猫ちゃんの最後。苦しい延命治療を継続するべきか、尊厳死を選ぶべきか。など、ペットのご相談もあります。

ある猫ちゃんは、もう充分ですと言って、自ら尊厳死を選びました。

別の猫ちゃんは、今のまま、かわいがられる体験の方がいいと言って、そのまま世話をされる方を選びました。


ここで、ヒョットト、大事なことを思い出しました。「ガリ、ガリとよく噛まないワンちゃん」は、脳腫瘍になりやすくなります。そこで、わが家の、一見、黒ラブ風。招き耳、オオカミしっぽのワンちゃん、クロイヌヒガシヤマトは、脳腫瘍になりたくないので、いつも、木のキレッパシをガリガリと噛んでいます。

そこで、わが家の玄関は、木のキレッパシだらけです。


唇が荒れている人が来ました。ところが、その方は完全な菜食者です。

その方の症状をとる方法を意識に聞きますと、鰹節だしのお吸い物を飲むように出てきます。ところが、菜食主義者は、鰹節のだしは摂りません。そういう選択をしない人生を生きているのです。

私たちは、みんな、それぞれが、自分の選択とその体験をするために人生をやっています。菜食主義を選択したら、菜食を貫けばいいのです。

こういう時には、また、意識に聞けば、意識は快く答えてくれます。

そこで、愛棒に言いました。

「別の方法を教えてくれる？」。

間髪を入れずに、その方向きの代替え案が出てきました。

「左のアキレス腱伸ばし体操」。

左のアキレス腱を伸ばしましたら、体のあちこちにあったこりが一遍にとれました。

今日も、その方は、愛棒に背中を押されながら、左のアキレス腱を伸ばしているのでしょう。唇の荒れ止めのためばかりか、世界中の人々の心身の健康のためにです。

念のため、左右のアキレス腱を同時に、あるいは交互に伸ばせばいいのですよ。

これも右側といっしょに伸ばしてもよいかどうかは愛棒に聞くとすぐに答えてくれます。

こうして、その人は生活の中で、鰹だしのお吸い物を飲まなくても、「菜食とアキレス腱伸ばしの健康法」をすればよいのです。

私は、「意識」に聞いて、折り紙の色のついた面を体の表面に貼って症状をとるのを常用しています。あまりにもよく効くので、どうして効くのか聞かれるのですが、知りません。ただ、「意識」がそう言うから、そうするだけです。

三十年以上前から、磁石、金属、ダイオード、言葉、数式、記号などをつける治療をしていました。つけるのは、木の葉でも、ご本人か私の手足の指でも、マッサージ用のオイルでも何でもよいのです。安全で、無難なので、折り紙を使っているだけです。折り紙がなければ、週刊誌などのグラビアの色なども使えます。いざとなったら、体表の指定された場所に、その色を意識しても効きます。「意識」に聞く治療法はこのあたりがトボケテいますね。

最近は、ケータイと言う便利な道具があるので、スポーツの選手が、地方の体育館などから、出番が近づいているのに、鼻水が止まりませんなどと電話がかかります。私は、二十秒くらいで答えます。グレーの色を左の顎関節につけてください。二分で充分です。選手はそれをしてくれます。そして、勝負はともかく、鼻水には勝ちます。

戦いにも勝つかどうかは「意識」には聞けません。「意識」は、今現に起きていることに対する対応については答えられます。これから起きることは、自分の心の癖、自分の決めつけの癖、自分の思いこみの癖、自分の感じこみ（私の造語です）の癖によってどんどん変化するので、答えられません。

念のため、私は、今の自分が「愛がいっぱい」と感じて、愛棒といっしょに、世界中の人々の心身を健康にする選択をしている愛使いです。そういう人生を選択していますので、勝負事や失せものを探すのは、やりません。

私が愛棒に、あえて聞けば、オトボケの答えは出てきます。しかし、その答えは、当てになりません。

講習会場でのこと。大勢の人が取り囲んで、見守る中で、もう、十年以上も前から、講習会場にお見えで、顔見知りの女性の症状を折り紙でとろうとしていました。その方は、折り紙のことは知らなかったのです。

私は、得意気に、「この折り紙を尾椎の先端に付けます。皆さん、尾椎の先三センチには肛門がありますから、気をつけてください」と言いながら、下着の中に手を入れました。キャアー。青天の霹靂とはこれです。ごめんなさい。その先のことは覚えてはいません。

ハイ、それからは、充分に注意させていただいています。

その後、その方にはお会いしていません。

あるとき、左肩のしぶといこりをとろうとして、意識に聞きましたら、尾椎の先端に冷たい物をタッチさせるようにと出てきました。

早速、冷蔵庫の中から、冷えた乳酸菌入りの飲み物を持ってきてタッチさせました。一瞬です。左肩はふにゃふにゃになりました。

もちろん、乳酸菌入りの飲み物は、あとで、私がおいしくいただきました。


変わったところでは、額の生え際の正中線から左右一センチか三センチ脇で、一センチ上の髪をちょんと一回引っ張って、全身をリラックスさせるやり方があります。一瞬で、全身の筋肉が柔らかくなります。

私の治療院では、この方法を常用しています。

前額に髪の生えていない方は、その辺りの皮膚を爪でつねっています。

「愛」をこき使うのも、こき使われるのもナンダコリャです。

人生も、この調子。そして、一生も。

リズム・振動

○波動・宇宙

「愛」は、また「波動」です。ありとあらゆる「存在」は「波動」です。この宇宙を構成している電子、原子、心、スピリチュアルな存在。みんな「波動」です。宇宙は、全体で「一つ」に振動している「波動の活き活きした働き」です。私たち一人一人が出す波動は一瞬に、宇宙の果てにまで響き合います。

私たち一人一人はこの今、宇宙全体を振動させているのです。

「波動」は「光」や「電気」などで代表されるのが普通です。ですから、「愛」は「光」です。そして、「愛」は「電気」です。そこで私たちはみんな、波動使いであるばかりか、光使いであり、電気使いでもあります。

今や私たちが、電気や光を使いこなしているコンピューター、光通信の時代です。私たちは「光」や「電気」を有効に使いこなしています。

この調子で私たちが「愛」を有効に使いこなせば、このままでスバラシイ時代を体験します。

人々は、今にわかります。「愛」はリズムです。私たちはリズムです。リズムを有効に使いこなす体験が「愛」の人生です。

さらにいきますと、「愛の働き」は「知恵と慈しみの働き」です。

オーケストラの指揮者は有能な演奏家の方々の指揮をとって見事な演奏を披露します。同じことです。私たちは、有能な「知恵と慈しみの働き」を指揮して、見事に働いてもらう、愛使い、そして指揮者なのです。

指揮者は全身全霊で演奏家の意識をひきつけます。その一体になった意識を指揮棒の一振りで働かせ、演奏を始めます。

私たちが「愛」を使う時にそっくりです。

指揮者は有能な演奏家の演奏に耳を澄ませて「どんな感じかな……」と聞きながら指揮をしています。

演奏家たちは指揮者が「どんな感じかな……」と聞いてくれているので、よい演奏ができます。

指揮者はこうして、大勢の演奏家の能力を引き出し、自分らしさを表現します。

指揮者は指揮棒を振って、各楽器を振動させています。各楽器の演奏家は、それぞれの楽器をそれぞれの方法で振動させています。

この宇宙も全部が振動して「愛」を奏でています。


私たち一人一人は間違いなく「愛の働き」です。「愛使い」なのです。この今、ここで、自分を振って、自分らしい「愛」を表現したいのです。


人はみんな、「知恵と慈しみの働き」そのものです。

本気で、そう決めつけ、そう思いこみ、そう感じこむという選択をしたら、とたんに、宇宙中の愛が活性化して働き始めます。そして、自分自身が愛の表現体であることを実際の体験にしてしまいます。

私たちがそういう生命・意識・愛を生きているからです。ありがたいですね。

その結果は、安心して、知恵と慈しみの働きである愛にすっかりおまかせします。

「愛」は大勢の人々によって語り尽くされてきました。これからもずっと、もっと大勢の人々によってさまざまに語られていくことでしょう。

少し前のこと、ある人が、非常に落ち込んでやってきました。その人の大事な方から、あなたには愛がないといわれたということです。

私の答え。「えっ、あなたは愛じゃないのですか」。その人は、すぐ元気になりました。「愛」は「存在」です。ない人なんている（ある）はずがありません。誰でも一人一人みんな「ある」のです。一人一人はみんな、全世界の人々にとって「いる」大切な人です。

○「愛」の実感

ある意味で、まことに不思議なことですが、普通、人々は、自分が「愛」であるという実感がありません。

「愛」とは「愛」について考えて、他の人に「愛」らしいことをしなければならないと考えています。

もちろん、それも「愛」です。でも、それでは「愛」をこき使うという発想にはなりません。

善悪正邪、好き嫌い、勝ち負けなど、自分や他人についてあれやこれやと考えるのを止めたら、そこに「ある」のが「愛」です。

そこにある、そのままを、そのまんまに感じきる。その感じを静かに観じる。これが「愛」。

私たちが、そのままになって、そのまんまを感じているのを意識している意識が「愛」です。

自分の考えが自分。考えているのが自分。そのように考えていると、「愛」であるほんものの自分に気がつきません。

また、普通、人々は、自分にとって、「愛」の状態が、あまりにも当たり前なので気がつかないのです。

さらに人々は知らないのですが、「愛」は「造る働き」です。人々が気づかなくても「愛」は、律儀な、私たちの体験を造る働き手です。

「愛」は皆さん一人一人のご自分の考え、自分の決めつけ、自分の思いこみ、自分の感じこみを、これからの、皆さん一人一人のご自分の体験に造り上げてくれます。

人々はその体験を自分の人生体験と言います。

この人生は、私たち一人一人の選択とその体験です。

私たちは、このままで「愛」です。自分が選択したことを自分の体験にするスバラシイ存在です。そのスバラシサを体験したくて、この肉体を持ち、こうして人生をやっている「愛」なのです。

私たち一人一人は、この今、自分らしい体験を連続して選択しつづけ、自分の自分らしい選択を自分が体験しつづけています。

そこで私は、「人間は選択キー」と言うのです。洗濯機ではありません。私たちは、自分の「選択キー」で、自分らしいアイデア、工夫、チャンスを活かして体験するという部屋の扉を開け、そこで遊んで、自分らしいワクワクした生活を体験すればよいのです。

人は誰でも「愛」といっしょに自分の人生体験を造っている「愛」です。

私が「愛」をどのように意識しているのでしょうか。ここに、「愛」という「一つ」の「存在」の意識をいろいろに表現させていただきますが、こんな具合です。

ズウーッと連続している一つ。

ズウーッと連続しているそのまま。

ズウーッと連続して働いている活きた知恵。

ズウーッと連続して働いている完全な慈しみ。

ズウーッと連続して働いている完全な仕組み。

ズウーッと連続している自分。

ズウーッと連続している今。

そしてズウーッと連続している（ズウーッと連続してある）「今・ここ」が、私たちの心身を通し、「どんな感じかな……」と感じている観。

ハイ。その「愛」を演奏するとき、私たち指揮者が使うのは全身で感じる活き活きしたリズムです。


そこで私たち指揮者が「愛をこき使う」とは、年がら年中、ズウーッと、「愛」が自分を通し、自分を使って働いている状態をリズミカルに意識して造り出すことです。

「どんな感じかな……」。いつも、いつもそのリズムに乗って行動します。

何かをする時には、まずは、最初の一振りでリズムを造ってください。

すると、「愛」が働いて、「愛」が自分の体験になります。

「これ、ホント」。

○変化・活動

ズウーッと連続している（ある）「今・ここ」は、ズウーッと連続して生きて活動している変化です。リズムです。

そのリズムは、私たち指揮者が造り出すリズムです。

指揮者である私たちは、リズムを造りながら、変化している和音や旋律を、「どんな感じかな……」と聴いています。

リズムを変えながら、その変化を感じています。「どんな感じかな……」。

変化がなければ、何も感じられません。

変化がなければ、生きて活動していません。

私たちも、生きて活動し、変化しています。

「どんな感じかな……」は、生きて活動している変化を感じているのです。

また、感じている方も生きて変化し、活動しています。

いや、私たちは、こうして、ズウーッと変化しながらズウーッと生きつづけ、全宇宙を変化させつづけています。

私の体験では、「どんな感じかな……」と、静かにしながら、まわりの変化に気を配り、まわりと「一つ」になって、今、という同時に、自分が活き活きと変化している状態が「一体感・愛」というやすらぎです。

それが「大丈夫」です。

「一体感」で、まわりの変化に合わせて自律的に変化していくのが私たちの活動、生活です。

その記憶が人生です。


これを「難しい」と考えないでください。考えるというリズムを造って体験するのも、その人の人生という大切な記憶です。

同じように、「愛」を感じるというリズムを造って、「やさしさ」を体験するのも人生の大切な記憶です。

私たちは皆、誰でも、天性の「愛」の指揮者です。そして、「愛」は私たちの天性ですので「やさしい」のです。


ひとついかがですか。考えるというリズムを造らないで、「どんな感じかな……」と感じるリズムを造って、「やさしさ」を体験してみましょう。

○「愛」はオートマティック

誰もがみんな、この「愛」です。みんなで、この同じ意識を活かして生活しています。人々も、動植物も、自然なものも、人工のものも、全部が、この「一つ」です。この同じ「一つ」の意識を生きています。

人々は、この同じ意識を別の言葉で表現するでしょう。でも、それです。そして一人一人が、その活かし方に深浅がありましょう。それはそれ。その人の意識・知恵と慈しみが、その人、一人一人の充実した生活の役に立てば、それでよいのです。

私たち一人一人の連続している意識を静かに意識していると、意識が活性化し世界中の人々の心身の健康の役に立ちます。世界中の人々の心身が健康になると、地球も健康になります。

ですから、私たちの連続した意識は地球にやさしいのです。

私たちが、どうスバラシイのでしょうか。

私たち一人一人は「愛の働きそのもの」です。「愛の働き」として、自由自在に決めつけ、自由自在に思いこみ、自由自在に感じこみをしています。これは、このまま全宇宙（物質宇宙・霊的な宇宙）を働かせ、私たちみんなの体験にします。私たちは、この活き活きした「具体的な働きそのもの」だからです。


そこで、このスバラシイ仕事をしてくれる「愛をこき使う」には、私たちが意識して「愛がいっぱいの決めつけ、愛がいっぱいの思いこみ、愛がいっぱいの感じこみをし、全身で感謝しながら生活する」。これを癖にします。

すると、「愛」は私たちを通して、自動的に、どんどん働いてくれます。こうして、私たちが「愛にこき使われる」人生が体験されます。


私たちの考えは、やたらあちらこちらと動きまわります。私たちが自分の考えを動きまわるままに放っていますと、考えは起きている間中動きまわっています。

その考えが自分の体験を造ります。その考えの癖が自分の人生体験になります。

例えば、私たちが「自分の考えは正しい」と無意識に考える癖がありますと、その考え以外は正しくないことになります（利己主義者は「自分の考えは正しい」と、いつも考えている人です）。

そこで、日常の生活の中で、自分が自分のまわりの人々を見た時や親しい人と接したとき、勝手にいつもの「自分の考えが正しい」という考えの癖が動き出します。その自分の考え癖のとおり、自分の考えにそぐわない自分自身や他の人を自動的に、非難、批判、否定、疑います。

その考えが無意識に自分が選択したモノ。自分のこれからの体験になるモノです。


これはそういう体験をしただけで、そのことは善悪、正邪ではありません。

自分がそういう体験を選ぶようにしつけてきた自分の日頃の癖です。

その自分の癖も善悪、正邪ではありません。

単に、今までの癖を体験している自分がいるだけです。

当然、自分を非難、批判、否定しないでください。

私たちの人生体験は、私たちがもともと自分は「愛そのものなんだ」と思い出す「自分の選択とその体験」という楽しい遊び、ゲームをやっているのです。


そこにあるその体験をそのままに認め、その時の肉体の感じをよく観じたら、その体験をいつまでも掴んでおかないで、さっと放します。

次の一瞬、自分の自由な決めつけ、自分の自由な思いこみ、自分の自由な感じこみで、自分の最高の意識状態の「愛」を意識します。

要するに、自分の全身で、愛」を感じるか、「愛」そのものを心の底から祝福すればよいのです。

こうして書くと長いのですが、いつも「愛」を全身で感じ、その「愛」の感じを意識する癖をつけておきますと、自動的にそう反応します。大丈夫。

私たちみんなの「愛」が感じる大きな観の上に立って、結論が出る問題についてはよく考えてください。

考えて出て来た結論を、「愛」といっしょに行動する体験が「愛をこき使う」人生です。

私がうまくやれなくても、「愛」が失敗を体験している私を見て、そのままに、ニッコリ微笑んでいる感じがします。

そこで自動的に、言葉でも、表情でも、「愛」を表現します。自動的に「愛」を行動します。

そういう癖をつけておくのが世界平和への最高の貢献になります。

すると「愛」は、自動的にどんどん働いて、私たちが感謝したくなるような地球と世界と私たちの日々の体験を造ってくれます。当然ですね。

私たちも、その大事業に参画し、今、ここで、私たちみんなのスバラシイ未来を造っているのです。


「愛」はそう反射し、そう反応し、連続して活き活きと働きつづけている生命・意識の仕組みです。

「愛」は進行形です。今ここで、まさに働いています。この今です。

皆さんは、この今、何を決めつけ、何を思いこみ、何を感じこんでいますか。どうぞご自分が決めてください。ご自分以外には誰も、他の何も決めてくれません。

決めたら、それを行動するのを癖にします。


人間は自分の選択を体験しつづけているオモシロイ存在です。それがうれしいから、それが楽しいから。自ら人間という体験を選んで「愛」で遊んでいるのが私たちです。

これから、いくつかの私らしい「愛がいっぱい」で遊ぶ方法を申し上げます。

皆さんは、このままで、間違いなく「愛」という「自分の体験を造る」スバラシイ働きです。

自分が「愛がいっぱい」であるという状態を「どんな感じかな……」と感じる自分らしい方法を自分で造り、それを自分が体験して「愛がいっぱい」と遊んでください。

要は、「愛がいっぱい」の自分ならば、この今、どんな決めつけ、思いこみ、感じこみを選択し、それを体験するか。その人生をオモシロガルかです。

それぞれの方が、それぞれの「愛がいっぱい」の人生を体験します。

○「愛」を活性化する

私たちは普通、言葉が持つ働きをあまり評価していないで生活しているのですが、決めつけ、思いこみという自分の心の中に響き、こだまする言葉は、この今、自分のこれからの体験を造りつづけています。

私たち一人一人はみんな、それぞれに、本当にスバラシイ働きを生きています。そのスバラシさを体験するには、自分のスバラシさを大切にしてとっておくのではなく、まず先にそれを無条件で、自分を通してどんどん差し上げると、そのスバラシさが自分の体験になります。

よくエネルギーをください、くださいと言う方がいます。そうすると、その人は「私にはエネルギーがありません」と言っているのと同じです。そこで、自分にエネルギーがない体験をします。

神様に出会ったら、神様にエネルギーを差し上げ、観音様に出会ったら、観音様にエネルギーを差し上げ、太陽や星にエネルギーを差し上げ、今日という日にエネルギーを差し上げ、身のまわりの人々や環境にも、物にも、エネルギーをどんどん差し上げます。

エネルギーは、力、働き、愛の感じです。私たちは自分がどんな状態でも、そのエネルギーです。

自分はナントカしなくてもよいのです。

今ここで、自分は「どんな感じかな……」と感じてください。その時、「愛」は私たちのその感じをキチンと観じてくれています。

「愛」は、「愛自身」を活性化して、活き活きと働いています。

「愛」を感じ、「愛」とともに行動し、「愛の働き」にまかせきって生活していてください。

日本には、古くから使われているよい言葉がたくさんあります。日本語を使う人たちが、これを活用しないテはありません。

そのよい言葉を、無条件で、まず先に、人々や身の周りの場やそこにあるものに、感動をこめて感じて差し上げます。

自分が感じて、それが働く人や場を指定すればよいのです。

すると、私たちを通して、その言葉がその人や、その場で働きます。


例えば、私はいつも、豊穣、芳醇、潤沢、充足という言葉を意識の中に響かせています。

そして、自分の五感が感じる人や場や物の存在そのものに、その言葉どおりを感じて、「ワースゴイ」と感動します。

私のやり方はこんな具合です。


まず、自分。それから、その人、そこ、あるいはそれに、自分を通して「豊穣」を観じます。

つづいて、自分の体の仙骨に「芳醇」を観じ、その働きが「潤沢」に脊柱を上り、頭部で「充足」し、前額の髪の生え際からあふれ出し、自分の五感で感じたその人、そこ、あるいはそれに、同じ働きを観じます。「ワースゴイ」。

次に、身近な人々や自分のまわりに「豊穣」が充ちあふれているのを観じ、「豊穣」が自分の頭部で、「芳醇」に熟成され、「潤沢」に脊柱を下り、腰部で「充足」を観じ、そのエネルギーが大地を「潤沢」に潤しているのを観じます。ワースゴイ。

この働きを、循環させて繰り返します。

実際のやり方はこのとおりではなく、その時、その場で、適当です。

どうぞ真似してやってみてください。そのあとは、皆さんが、自分らしいやり方を造ればよいのです。そして、オモシロガッテやるのです。

「豊穣」は、私たちにとって、スバラシイことが、もうすでに起こっている。「ワースゴイ」。自分がそれを、この今、体験している感じ。

「芳醇」は、自分が選んだ「豊穣」の体験が自分の肉体で熟成され、もうすでに活き活きした力（エネルギー）となっている感じ。

「潤沢」は、その力が、自分の肉体から、いくらでもあふれ出ていく感じ。

その感じに「充足」し、自分の五感が感じる人や場やものに「豊穣」の状態を感じます。

「ワースゴイ」。この「ワースゴイ」は、私の感謝の感じです。

それを繰り返します。

この方法を「明示法」と言います。

このように「明示」するのは、単に、私の癖です。考えるより前にこれをし、一日中、これをします。これをするのに、毎日が忙しいのです。

すると、この「明示」によって、日々の生活が充実します。

いいですか、充ち足りている人は、充ち足りている状態を大切にします。決して無駄にしないものです。

「明示」は神前に捧げる「お供え物」です。全世界の人々への「贈り物」です。どうぞ無駄にしないで、まわりの人々にどんどん差し上げてください。

○意識屋さん

私は、自分のことを「意識屋さん」と言います。毎日、毎日、「愛」と呼ばれている「意識」を使って皆さんを元気にする仕事をしています。

方法は簡単です。自分の肉体を「愛」でいっぱいにして、その働く場を指定します。すると、私が指定した場で、「愛」が確実に働いてくれます。

そこで、そのあとすぐに感謝します。感謝するのがコツです。感謝しますと、「愛」は喜んで働いてくれます。「ワースゴイ」。

こんな具合です。「私を通して、愛がいっぱいあふれ出て、活き活きと働いている」と感じ、「愛」の働きを活性化したい場を、「ここ、ここ」と指定します。「愛」は、そこで確実に働きます。「愛」の働きを活性化したい人の名前を告げると、「愛」は、無条件で、その人のお役に立つように働きます。

安心ですね。

そこで、心の底から感謝し、感動します。「ありがとうございます」。

私は「ありがとうございます」を「ワースゴイ」と言います。これが私の感謝と感動の気持ちです。

「ワースゴイ」は私の造る「リズム」です。

人はそれぞれの個性を発揮して、自分らしく感謝の気持ちを表現すればよいのです。

そして「愛がいっぱい」で人々のお役に立つように行動します。

「意識」は「すべての働き」です。

これでは雲をつかむような話ですね。私には存在感（祝福意識）、一体感（静けさ意識）、信頼感（豊かさ意識）として感じられます。「このままで大丈夫。すごいなあ」という感じです。

「意識」は、私たちが理解しようとするものではありません。もともと、時空を超えて在るものです。ただただ、肉体を通して感じるものです。

もう一息、この今、「意識」は、ここにある一から十までのすべての肉体の感じを静かに観じています。「どんな感じかな……」と観じているのです。

私たちがいつもの癖の考えや、ナントカしようとするのを止めたとき、そこに、もともと在る静かで活き活きしている「観」が「愛」です。

こうして私たち一人一人が今、ここで活き活きして働いている「愛」を人々に、無条件で差し上げます。

差し上げるというのは言葉のアヤです。

私たち一人一人はみんな、「愛」の指揮者です。この今も、「愛」が働いている人や場やものを指定し、指揮棒を振ります。すると、私たちは、みんなで指定した人や場やもので働いている「愛」を活性化し、活き活きした「愛」の働きを、みんなでいっしょに体験します。

私たちの考え、決めつけ、思いこみ、感じこみは存在としての「愛の働き」を制限、制約します。

私は、自分が無意識に、自分や他の人を非難したり、批判したり、否定しているのに気がついた時、そうしている自分自身を、一切、非難、批判、否定しません。

非難、批判、否定している自分に気がついたらすぐ、自分の考えから離れ、今の自分の感じをそのまま、静かに観じます。

「愛」に、自分の今を観じてもらうのです。


私は、自分が自分自身や他の人たちを非難、批判、否定しているのに気がついたら、「愛棒」に言います。「ゴハサンでねがいましては……」。そろばんを傾けて、珠を全部払った感じです。

現代の世の中で生活している人々は、そろばんでなくて、パソコンやケータイの「消去」を押せばよいのです。

こうして、頭の中が無限に拡大している感じを観じます。

その「観」が意識です。意識はこの今、私たちのために働いてくれます。

それから今、自分がこれから、「愛棒」とともに何をするかという目的をハッキリさせて、「愛棒」に声をかけ、指揮棒を振り、リズムに乗って行動します。

意識は、私たちが求めているものを必ず私たちの実際の体験にしてくれている知恵の働き、私たちを活かしてくれている慈しみの働きです。

私たちが目的をハッキリさせますと、私たちの役に立つアイデア、工夫、チャンスを造って、私たちの体験にしてくれる具体的な働きです。

いいですか。私たちそのものが、一人一人、意識の「働き」そのものです。その働きを制限するのは、私たちの考え。自分の決めつけ、自分の思いこみ、自分の感じこみからくる制限、制約です。

そこに他の人への非難、批判、否定、疑いがあれば、理由もない不安、心配、怖れが体験されます。

不安、心配、怖れは単に非難、批判、否定、疑いという自分の決めつけ、思いこみ、感じこみの癖の結果です。いつもの自分の決めつけ、思いこみ、感じこみを体験している状態です。

そこで、それらが自分にあるのを感じたら、急いで「ゴハサンでねがいましては……」「消去」。

次の一瞬、「観」に避難し、「観」を働かせます。

それは、自分が、こうして生きていてよかったという体験です。

魔法使いのいる治療院で

○「意識」は「生命」です。
「意識」は「生命」のことです。私たちは皆、誰でも「生命」ですから、私たちは誰でも「意識」という存在です。
「意識」は私たちの思いを「実際の体験にする知恵と慈しみの働き」です。皆さんも、日々、気づかないで「意識」を働かせて生活しています。

私のところへ治療にお見えになる患者さんは、こんな体験をします。

○今困っている問題をたくさん聞いて差し上げます。どうぞおっしゃってください。
○健康にとてもよく効くヒマシ油の湿布の説明をします。

ヒマシ油の湿布の作り方を見ていただき、実際にヒマシ油の湿布を体験します。

その間に、私は、その方が抱えている健康などのさまざまな問題への対応を意識（生命）に聞いて確認します。

これが「うまい方法」なのです。これが、皆さんにお伝えしたい宝物です。私たちは、誰でもみんな、この宝物をすでに持っています。

皆さんの持っている宝物を活かす時代がやってきました。

◯ヒマシ油の湿布が終わると、患者さんに、意識（生命・知恵と慈しみの働き）に聞いて確認した具体的な健康法や問題への対応をお話しします。

◯意識（生命・知恵と慈しみ）がどのように働くかを説明します。

私たちは一人一人みんな、意識（生命）というスバラシイ存在です。

世界中の人々がみんなで、たった一つの意識（生命）を生きています。

宇宙全体が一つの意識（生命）の働き、仕組みです。

その仕組みという存在が「愛（慈しみ）」です。

これを「法則（知恵）」と言い換えることもできます。

私たちは、その慈しみと知恵の活き活きした働きそのものです。

この知恵と慈しみという意識（生命）・働き・仕組みは私たちの問いかけに、きちんと答えてくれる存在です。

ところが、人々はこのことに気づいていません。


現在、人々は知性、考えるという働きを重要視する体験を選択しているからです。

○意識が、具体的に働くのを体験します。

ここで私は、患者さんに、ご自分の肉体のこりを感じていただきます。私たちは、同じ一つの意識（生命）を生きていますので、こりは、お互いにハッキリと感じられます。


私たち一人一人は、「愛の働き」の指揮者です。

私たちが意識（生命・愛）を感じ、「ここ」と、こりの部分を指定します。意識（生命・

愛）が働く場所（目的）をハッキリさせたのです。

すると、全宇宙に偏在する意識（生命・愛）が、そこで、確実に働きます。

こりは内臓の不調の反射からきたものでない限り一瞬で柔らかくなります。

こりは、その後も。どんどんとれてきて、やがてなくなってしまいます。

ナントカしようとガンバル必要は一切ありません。


この方法は「存在そのもので治す」と言われます。


私たちが指定した場所のこり以外は、そのままです。まだ、こっています。

いいですか。意識（生命・愛）は、私たちが指定した所にキチンと働きます。

ですから、指定した所以外にあるこりには働かないので、そのまま、チャンと残っています。


次に、その残っているこりを患者さんにとってもらいます。

患者さんの体のどこか他の場所にこりがあることを患者さんに確認していただきます。

それから、患者さんに、ご自分の理想の在り方（例えば、光）を感じてもらいます。光の代表格は太陽です。そこで、患者さんが、この今の季節の太陽の輝きを自分の肉体で感じ、こりのある場所（例えば、右の肩）を指定すると、そこに意識（生命・光）が働いて、こりは一瞬で柔らかくなります。

何となくやってくれるので、全員がうまくやります。大丈夫です。光が働けば、効くに決まっています。頑張らないで、ただナントナクやればうまくいきます。

そのうまくやった人が、ナントカうまくやろうとすると、どうもうまくいきません。

◯脊柱の調整をするオイルマッサージをします。

私は、愛棒といっしょに患者さんの体が「どんな感じかな……」と観じます。

また、患者さんが健康を体験する方法を意識に聞きながら脊柱を調整します。

◯それぞれの患者さんに合った体操をやっていただきます。

この時、お一人、お一人の、日頃の考えによる「決めつけ」や「思いこみ」の癖、肉体の感じの癖としての「感じこみ」がどのように働くか、具体的に体験していただきます。

◯これからの生活の中で患者さんにやっていただく日々の健康法やさまざまな対応法を申し上げます。

まず、意識（生命）を効果的に働かせ、一刻、一刻をさわやかに生きるために、自分の日々の「決めつけ」、「思いこみ」、「感じこみ」という心の癖をさわやかにします。そのために、この今、自分がどんなにスバラシイ存在かという理想をハッキリさせます。その理想とともに、これからどんな体験をするかという目的をハッキリさせて生活します。それから、食物の選択とその摂り方、運動、体操、マッサージ、各種の湿布、入浴、吸入など、その人に合う健康法を申し上げます。どうぞ、やってみてください。

最後に、私は申し上げます。これからも、ご質問をたくさんください。「考えて悩むより、聞いた方が早いですよ」。

自分はどんな存在か、どうしたいのか

○理想をハッキリさせる

意識（生命）は、またの名を「愛」とか「光」と言います。私たちが肉体で「愛」とか「光」を感じますと、働きそのものである意識（生命）は活性化してきちんと働きます。

私の場合、「意識（生命）の働き」を感じるのは「愛がいっぱい」「ニッコリいい感じ」「太陽の光」「静けさ」「希望」「充足」などで感じます。

皆さんは、それをどのように感じるのでしょうか。

どうぞご自分で決めてください。自分が「意識（生命）の存在」「意識（生命）の働き」を感じられるものなら、どれにしても、実によく働きます。それを毎日、一瞬一瞬に肉体を通して、活き活きと感じる癖をつけます。

これが「意識・生命」との「一体感」です。

「一体感」は「静けさ意識」です。

「一体感」は「広大無辺」です。

「一体感」は「自由自在の働き」です。

「一体感」は「行動する働き」です。

「一体感」は「積極的な変化」です。

「一体感」は「リズム」で働きます。

「一体感」は「どんな感じかな……」です。


「一体感」は自分が宇宙の一員として、この宇宙を支え、この今、働いている感じです。

いいですか。「一体感」は、待っているものではなくて、こちらから誘うものです。

ですから、自分勝手に、唐突に、奪う感じの働きかけではありません。私たち一人一人は広大無辺の宇宙に働きかけ、「愛」を導き出す指揮者です。

「一体感」を具体的に感じている「意識（生命）」の「存在感」が本当の自分です。

これは「自分の最高にいい感じ」なので、エドガー・ケイシーのリーディングは「理想」

といいます。

私たちみんなが、それぞれに、「自分は最高にスバラシイ存在」と決めつけ、思いこみ、感じこむのが「理想」です。

この今、自分はどういう存在であるかをハッキリさせ、それを活き活きと感じている状態です。

すると私たちは、その働きを自分の過去、現在、未来に体験するのです。

私たちの「理想」とは、「揺るぎない、最高の、自由自在（融通無碍）の生命（意識）の活き活きしたリズミカルな造る働き」です。

「理想」の感じ方は人それぞれ、みんな違いますので、自分が自分にピッタリの名前をつけ、その働きがいつも、自分を通して働かれていると決めつけ、思いこみ、感じこみます。これが、私たちみんなの「理想の生活」。

いいですか。私たちはこのままで、その「理想」という存在です。

ですから、ナントカして「理想になりきる」のではありません。

このままの「理想でありきる」。これ。

私たちの「愛棒」「私たちの偉大な方の片割れ、あるいは、私たちの偉大な本体」。それは、私たちの体験を造る、きわめて具体的な「働き」です。「愛棒」は、私たち一人一人みんなの「理想」をいっしょに生活している私たちの相棒のニックネームです。

私たちが、これからどんな体験をしたいかという目的をハッキリさせると、「愛棒（動力・エネルギー）」が私たちといっしょに、それを造って私たちの体験にします。

○目的をハッキリさせる

目的は目の的と書きます。私たちが意識的にも、無意識的にも、見ている先にあるモノです。意識的にも、無意識的にも、五感が感じている先にあるモノです。

要するに、自分のまったく自由な決めつけ、まったく自由な思いこみ、まったく自由な感じこみで見ている、あるいは感じているモノ。これが目的です。

意識は造る働きです。意識は私たちの決めつけ、思いこみ、感じこみを造り、私たちの体験にします。私たちは、いつも、本当に、自由に目的を決め、それを自由に体験しています。

この人生の、この生活は、私たちが目的を決めなければ、やっていけません。
私たちは今、これから何を体験したいか。それをハッキリさせるのを「目的をハッキリさせる」と言います。

いいですか。目的をハッキリさせるとは、以前の、自分の決めつけ、思いこみ、感じこみによる体験を、新しいモノに変えてしまうということです。

何時に起きる。何を着る。何をする。どこへ行く。どこを通る。何に乗る。どこで降りる。誰と会う。何の話をする。何を決める。何を造る。何を体験する。などなど。
これらを、私たちが不用意に決めつけ、思いこみ、感じこんでいる限り、目的がハッキリしていないので、意識はあやふやな生活を造ります。すると、私たちは、何ともしまらない生活を体験します。

いいですか。目的は、こうしたい、ああしたい、こうなりたいというタイではなくて、「イル、アル、スル、ナル」。こうする、ああする、こうなる、ああなる、これ。
いいですか。目的は自分を含めて、人々の生活の「お役に立つ」モノです。

いいですか。目的がハッキリしますと、その目的に対して、自分の役に立つ考え、自分の役に立つ行い、自分の役に立つアイデア、工夫、チャンスがやって来ます。

どこから来るのかって。

自分自身の意識からやって来ます。

いいですか。自分の目的がハッキリして初めて、その目的に役に立つか、役に立たないかという自分にとっての善悪、正邪が生じます。

私たちは自分がハッキリさせた理想がいつも、自分を使って、自分を通して、人々のお役に立って、いっしょに働くように生活します。

私たちは自分の自由な決めつけ、自分の自由な思いこみ、自分の自由な感じこみを理想とともに、日々に造り、実際の体験にするスバラシイ存在です。

理想が働く場を、私たちがハッキリさせることを「目的をハッキリさせる」と言います。

目的は皆さんが、お一人お一人、ご自分で自由に決めて生活するモノです。皆さんの個性によって違っているモノです。

私たちが理想を肉体で感じ、その働く場としての目的をハッキリさせますと、意識（生命・

愛）はその目的の人や場でせっせ、せっせと働きます。

正確に言えば、私たちがハッキリさせた目的の人や場で、いつも働いている意識（生命・愛）の働きが活性化するのです。


一人よりも二人、二人よりも三人、三人よりも十人が目的をハッキリさせて「決めつけ」「思いこみ」「感じこみ」をしますと、意識（生命・愛）はずっと強力に働きます。


ここでは参考例に、私自身の人生の基本的な「目的」を挙げておきます。

私の最終目的は「世界中の人々が心身ともに健康で、日々に楽しい生活をするお役に立つ」です。

そのために、エドガー・ケイシーの健康法を自分で体験し、治療師になって、人間とは何か、どう生活すると快適かについて、お伝えするのが基本的な目的です。

そのための治療院を営み、健康相談、人生相談をお受けし、こうして本を書き、常時、講習会を開いて、皆さんのお役に立っています。

そのように、自分の生活を律し、また、生活そのものをオモシロおかしく楽しんでいます。

これも、私の目的です。

○感じる

瞑想会などで、皆さんに、光を感じましょうとか、愛を感じましょうと言いますと、どのように感じるのですかというご質問を受けます。

このご質問は、私にとって奇妙な感じがします。

私たちはもともと光であり愛です。光自身がどうやって光を感じるのでしょうか。自分が愛なら、どうやって、自分が愛であると感じるのでしょうか。

私たちは「光」という存在です。

何とかして光になろうとしなくてもよいのです。光を感じようとしなくてもよいのです。

「自分は光なんだ」と決めつけ、思いこみ、感じこめばよいのです。その光を、意識的にも、無意識的にも輝かせながら生活します。

私たちは「愛」という存在です。

何とかして愛になろうとしなくてもよいのです。「自分は愛なんだ」と決めつけ、思いこみ感じこみ、「愛」が自分を通して働いていると決めつけ、思いこみ、感じこみながら生活します。

こうして、せっせ、せっせと「光である愛をこき使う」のです。こうして、「愛」というリズムに乗って生活します。そして、自分を通して、「愛」を神に、宇宙に、人々に感じます。その感じを静かに観じて生活します。

「愛」や「光」が、私たちの心と肉体を通して、私たちの今の体験を感じるのを「観じる」と表現します。私たちは、「どんな感じかな……」と、「愛」や「光」といっしょに観じます。

考えるのは非常に大切なことです。私たちは考えて、この文明を発達させてきました。でも、感じるのもまた、とてつもなく強力な体験なのです。

私たちはみんな、「愛」とか「平和」という言葉が大好きです。実は「愛」とか「平和」は私たちの「肉体の純粋な感じ」です。

私たちが「愛」とか「平和」について、それが何であるかを説明したとたんに、それは単に説明になって、「愛」とか「平和」そのものではなくなってしまいます。

当然、頭で考えて説明しても、愛とか平和は、私たちが心身ともに元気になるように、健康になるように、私たちの日々の生活が快適になるように働いてくれません。

私たちが自分の肉体を通して愛とか平和を感じますと、その瞬間、心身が元気になり、健康になるように、日々の生活が快適になるようにと働いてくれます。

それは極めて実際的です。実務的です。具体的です。私たちが指定した通りに働きます。かってに、融通なんて利かせてはくれません。

そして特に、こちらが指定した目的のところで強力に働きます。

それらは、私たちの考えとは違う次元で、どんどんと働いてしまいます。

よくある事実ですが、私が「愛」を感じる前に、愛は私の目的の人や場で活き活きと働きます。「ワースゴイ」です。


私たち一人一人は「愛」そのものがこの肉体を持って、この今を体験しています。「光」そのものがこの肉体を持って、この今の人生を体験しています。

それを「どんな感じかな……」と感じ始めますと、それが働きますので、日々、心身ともに、今までとは違った快適な体験の生活をします。


ところで、私たちの肉体が喜ぶ、私たちの心が喜ぶ、私たちの魂が喜ぶいい感じを具体的に働かせることばがあります。

どんなことばだと思いますか。見当をつけてみてください。

私たちみんなの「愛棒」が教えてくれたいい感じのことばです。「愛棒」はトボケテいますからね。「えっ」と言う、ちょっと意外なことばです。「ウッソー」です。

これは、世界中に流行らせたいことばです。

次の項の終わりに申し上げます。この次の項の表題がヒントです。

念のため、このことばは、私たちの「自信」そのものの感じです。

○ごいっしょ意識

私たちはみんな、「自由自在な存在」です。

「自由自在な存在」とは、自分の決めつけ、思いこみ、感じこみを自由自在に選択し、その選択を自由自在に体験していると知って、それをこの今、変幻自在に活用し表現しつづけている存在ですよという意味です。


今までの固定観念の中にすっぽり入ったままで生活しないで、自由自在に生活されたらいかがですか。

皆さんは、世界中の人たち、宇宙にある全部のもの、日々に起こる出来事がみんな自分なのだと感じてみた体験があるでしょうか……。

この感じを感じていますと、自分は、この今、本当に自由な存在として、こうして生活しているという実感をします。これが、日々の生活の中で、思いのほか役に立つのです。

やってみませんか。

私のやり方はこうです。

窓がたくさんあるビルに、太陽の光がいっぱい当たっています。その窓の一つ一つが今、こうして地上で生きている人々です。人々はみんな自分の窓に、それぞれに自分らしいカーテンを掛けて生活しています。

性別、年齢、姿形、人種、宗教、環境、言葉、学問、学歴、職業、文化、芸能、スポーツ、趣味、性格、貧富。これらが、それぞれの人の自分のカーテンです。

それぞれの人の選択とその体験によって、一人一人違っているさまざまなカーテンが掛かっています。明るいの、暗いの、華やかのもの、しんみりしたもの、豪華なもの、薄っぺらなもの。

私が人を見るとき、見かけは一人一人違うカーテンに見えます。

でも私の心の目は、私の窓に、燦々と差し込んでいる太陽の光が、この今、その人という窓に差し込んでいると見えます。

太陽の光（生命）は、私の窓では、福田高規の体験をします。別の人という窓では、その人の体験をしています。


私は人々に差し込んでいる同じ陽光（生命）になりきって、皆さんのカーテンを見ます。実際にそう見、そう感じます。

意識で「観じる」のです。

すると、私が見るモノ、聞くモノ、感じるモノ……。それがみんな私です。


「どんな感じかな……」と観じます。


先日、新潟から、「あご出し」用の、頭を落とされ乾物にされた飛び魚が送られてきました。

私が、それをちぎって、煎って、湯にかけて「出し」をとるとき、私はその飛び魚になって、他の飛び魚たちといっしょに、透明な波をけって、空中を飛びました。

「あの時、透きとおった青い体で、いっしょに空中を飛んだよね」。

今、窓の外を見ると、夏の太陽に照らされて、電柱がクリップで重いトランスや電線をどっさりしょわされて立っています。「ガンバっているよ」。心の中でそう言って皆さんのお役に立って、そこに立っているのは私です。

いつも私は「愛」を「どんな感じかな……」といっぱい感じて「愛」をこき使いたいのです。こんな調子で忙しく生活しています。

そこで私はいつも「愛」にこき使われながら生活しています。

さて、「愛棒」が教えてくれた、私たちみんなを心の底から喜ばせ、元気にするコトバは、「みんな自分、皆いっしょ、さあ……うん」です。

私は「ミンナジブン、ミナイッショ、サア……ウン」といいます。

ナンダコリャでしょう。あっけにとられましたか。

いいですか。「みんな自分」「皆いっしょ」と考えるのではありません。感じるのです。

「皆自分」とは「どんな感じかな……」。

「みんないっしょ」とは「どんな感じかな……」。

「みんな自分、皆いっしょ」は、肉体に例えると、よく分かります。

私たちの体は、頭、目、耳、鼻、口、手、足、内臓、神経、血液、それに心。みんな違っているけれど、みんなそれぞれに大切な自分の一部。みんなでいっしょに協力して、支え合って働いています。

そしてみんなでこの人生を体験しています。

私たちが生活しているこの霊、魂、心、体、地球の動物、植物、鉱物の大宇宙も、私たちみんなの愛棒も、みんな自分。この大宇宙を構成しているそれぞれが、皆いっしょにそれぞれを支え合って、ひと時も休むことなく働いています。

そしてみんなで「愛」を体験しています。

それは「どんな感じかな……」。

「さあ」は疑問の「さあ」ではなく、考える「さあ」でもありません。

「さあ、みんないっしょに行くぞ」という行動をうながす「さあ」です。

自分も、みんなも、やる気にさせる「さあ」です。

「行動」を起こす前に、愛棒に合図をする掛け声の「さあ」です。

「さあ……」と、全身で感じるリズムです。

「一体感」です。

例えば、「みんな自分、皆いっしょ、さあ……うん」ということばは、オーケストラのハーモニーを導き出す指揮棒のリズムの働き。

指揮者は、それぞれに個性のある、それぞれに完璧な演奏家たちの集まりの前に立ちます。

その指揮者はあなたです。

そして、オーケストラの全員はみんな自分、皆いっしょ。「愛」というハーモニーをを体験する一つの集団です。

あなたが「さあ」とタクトを振り上げ、大宇宙を構成している全宇宙の関心を一身に集め、あなたが「……うん」と、自分が弾んで、自分自身という指揮棒を振り下ろすと、宇宙中が弾んで音楽を奏でます。

一つ一つの楽器が響き合います。皆いっしょです。自分が弾めば、宇宙中が弾みます。

こうして全宇宙が「愛」のハーモニーを体験します。

このことばで「愛棒」も弾んで喜んで働きます。


皆さんはご自分がこの宇宙を指揮して、宇宙にどんな曲を演奏してほしいのですか。ご自分が宇宙といっしょにどんな人生を体験したいのですか。

どうぞ、この「みんな自分、皆いっしょ、さあ……うん」と言う「自分」という指揮棒を振って宇宙を弾ませ、「愛」を響かせましょう。

さあ、宇宙中のみんなのために、さあ、自分らしい仕事をして、さあ、「愛棒」を喜ばせ、さあ、ご自分もいい感じで、さあ、元気に弾んで生活しましょう。……うん。

こうして私たちが「愛を行動する」とは、自分という指揮棒を振ってリズムを造りだす働きです。すると、宇宙中が「愛」のハーモニーを奏でます。

「みんな自分、皆いっしょ、さあ……うん」。

このことばが、私たちみんなの「自信」の感覚です。

それは、「どんな感じかな……」。

○自由自在

私たちはみんな誰でも、自分のまったく自由な決めつけ、まったく自由な思いこみ、まったく自由な感じこみを具体的に造って、自分の体験にしているスバラシイ存在です。

いいですか。私たちはどんなスバラシサも、自分が自由に造って、それを自分が自由に体験するスバラシイ存在です。

　私たちの過去の自分の無意識の決めつけ、過去の自分の無意識の思いこみ、過去の自分の無意識の感じこみが、今の自分の体験になっています。

　今、自分がスバラシイ体験をしているのなら、意識的にも、無意識的にも、スバラシイ決めつけ、思いこみ、感じこみをしていた過去があったのです。

　今、自分がスバラシクない体験をしているとしたら、意識的にも、無意識的にも、スバラシクない決めつけ、思いこみ、感じこみをしていた過去があったのです。

　人々はこの働きに気がついていません。気がつかないので、この働きを無視して生活します。

　そこで私たちは、この今、自分がどんな決めつけ、思いこみ、感じこみをしているかに気がつかないままに生活しているのです。

　そして、多くの場合、人は無意識に、自分が不安になるような、恐ろしい決めつけ、思いこみ、感じこみをし、その不安を自分の日々の体験にしてしまっています。

　多くの人たちが日々に自分の不安への対応に追われて生活します。人々はそれを自分が造っていると気がついていないのです。

それは多くの場合、自分や、自分が大切に感じている人をナントカしなければという自分の心配、自分の怖れ、自分のイライラです。そのことで、頭がいっぱいになってしまっています。

エドガー・ケイシーのリーディングによりますと、私たちがするスバラシクない決めつけ、思いこみ、感じこみとは、「自分の考えばかりに気をとられていて、自分や他の人々の感じに気がつかない状態」「思いやりがない状態」「相手の人のそのままを充分に感じ、認めていない状態」。

それに、私たちが無意識にする自分を含め、「人を非難する・人を批判する・人を否定する」なのです。付け加えますと、自分の考えが生み出す善悪正邪、好き嫌いにとらわれている状態です。

リーディングは言います。「自分は正しい」と主張する態度が、非難、批判、否定です。「自分の考えが正しい」は固定観念です。私たちは、自分の固定観念にとらわれ、それから逃れられなくなって、不自由を感じ、ますます自分は正しいと言い張り、それが、復讐やいじめ、それにともなうあらゆる騒動の元となるのです。

これは、私たちが感じる怖れの素です。

お分かりですね。私たちの日常の茶飯事の体験です。

一方、スバラシイ決めつけ、思いこみ、感じこみは「いつも充ちたりています（信頼感）」です。

充ちたりていますから、何をするにしても、まず「祝福（存在感）し、感謝とともに行動します」。

その結果に、自分が左右されません。今に充ちたりていますので、その結果の上に立って、これからどんな体験をするのかをハッキリさせ、祝福し、感謝して、それに向かって行動するのに忙しいからです。

私たちが充ちたりていて、祝福と感謝が癖になっていますと、弱い立場の人や困っている人々にやさしく接します。

自分や他の人の立場を理解しよう、理解しようとします。

自分自身を支えつづけよう、家族を支えつづけよう、生活を支えつづけよう、自分の所属するところを支えつづけよう、国家を支えつづけようとします（一体感）。

皆さんは誰でも、この今、スバラシイ体験をしているスバラシイ人間なのです。そう決めつけ、思いこみ、感じこむと、やさしさ、思いやり、気遣いが、ごく普通の体験になります。

いいですか。自分がスバラシイ人間になって、スバラシイ体験をしようとしないでください。

それでは、自分はスバラシイ人間ではないと思っているから、ナントカしようとしているのです。すると、ナントカしよう、ナントカしようとする人生を体験します。

この人生で、私たちはそれぞれにいい体験も、いやな体験もして過ごします。

正確に言いますと、私たちのいい体験も、いやな体験も、どれも、自分が選択して造った自分自身の体験です。どんな体験でも、それが良いことでも、悪いことでもありません。意識（生命）の働きに、善悪・正邪はありません。意識（生命）というスバラシイ存在（愛・働き・仕組み）である自由な私たちが、まったく自由に、そのスバラシさを体験しているだけです。

いいでしょうか。そう決めつけ、そう思いこみ、そう感じこんで、自分の人生をスバラシイ人生に造っていくのが、誰にも束縛されない、まったく自由な、最高にスバラシイ私たちです。

そこで、当然、自分が、何とかしてスバラシイ存在になろうとはしないでください。

ナントカしよう、ナントカしようと、自分の人生を繕おうとしているのは、自分はスバラシクないと決めつけ、思いこみ、感じこみをしているのと同じです。

そこで、繕おうとする人生を送りつづけます。

そうではなく、他の何者かが言う人生ではなく、自分自身で造る、自分自身の人生を送ってください。

◯一つの行き方

ここで、私のやり方を紹介します。私なりのやり方です。皆さんは皆さんで、ご自分の行き方を造り、それを体験してください。皆さんは、スバラシイ自由自在の存在です。

「愛がいっぱい」これが私の「理想」です。日々刻々、私はそうあることを選択し、それを造り、そうある自分を体験しています。

当然、良いことをしようとか、良い人間であろうなんてしません。そんなことを考えるのがワズラワシイのです。

ひたすら自分の理想の「愛がいっぱい」を感じ、その感じを「どんな感じかな……」と静かに観じようとします。こうして「愛がいっぱい」を働かせているのです。

例えばどこかで、いやな人に会ったら、私はいやな人だなと感じます。そこにある、そのままをそのまんまに感じている自分を認めます。その人と、その状況と、自分の感じをそのままに「どんな感じかな……」と静かに観じます。

そこにあるそのままについて考え、善悪正邪の判定をしません。

その人も、その状況も、自分の感情も、全部、私が選択し、私が造っている「愛がいっぱい」の体験です。

「今」、ありがたいことに、それを体験しました。

それだけです。

この体験に善悪正邪はありません。

私は、その人にも、その状況にも自分の感情にも、「愛がいっぱい」を感じ、その全部を静かに愛棒といっしょに「どんな感じかな……」と観じます。そして、その全部の体験を、そっと、安らかに行かせつづけます。


これは私が、それを思い出すたびに行ってもらわなければ、イッペンにはなかなか行ってくれません。

なかなか行ってくれないのも善悪正邪ではなく、そのままです。

人生そんなものです。

そこで、いやな感じが戻ってきたら、その度に行ってもらっています。

その都度、「愛がいっぱい」をこき使うのです。ナントカしようと自分をこき使わなくても、「愛がいっぱい」は、きちんと働きます。ワースゴイ。

自分が感じたいやな感じは、みんな、どこへ行くって。そんなの知りません。そんな陽炎みたいにすぐに消えてなくなるものがどこへ行くのか気にするのは私たちの考えの癖です。疲れるばかりですから、それもすぐに行かせます。

でも、あの陽炎はどこに行くのでしょうね。

この人生、誰でも、いつかどこかで、大失敗をします。どんな失敗も、それはアイデア・工夫・チャンスを生み出してくれる元です。私たちは、その上に立って、自分らしい、アイデア・工夫・チャンスを活かして成長していくものです。

人は誰でも、失敗なしにうまくやれるようには出来ていません。

まだ、うまく行ってくれないですって。大丈夫。そのうまく行ってくれないのも行ってもらってください。私たちはひたすら、「愛がいっぱい」の方を感じるのです。

それやこれやはみんな、何もかも全部、自分が選択した自分の体験です。

私たちが、それを充分に体験したら、私たちの選択とその体験は終わったのです。その始めから終わりまでに「愛がいっぱい」が働いて、私たちの体験は、行きたいところへ行きます。

実は、この一部始終が全部、やさしさ、忍耐、辛抱、希望という「愛」が働く祝福の体験です。私たちはみんな、その体験がしたくて人生をやっています。

今、起きているそのままをそのまんまに認めて、「どんな感じかな……」と観じる祝福の体験にしてください。

もうすでに用事が終わって行ってしまった自分の過去にこだわるのは、これまでに祝福の体験を選択しなかった自分の癖です。

私たちは祝福の体験が上手にできる成長した自分を造るという選択を体験したいのです。

私は、この体験の上に立って、これからの「愛がいっぱい」を働かせる体験の選択に夢中。「愛」をこき使う時は、どんな場合に身を置いていても、この「今」を活用する以外にはないのです。

○考えないで感じる

この国では、人々の病気を治すお仕事を担当されているのはお医者さんです。

ですから、お医者さんにかかるようにお勧めするのも、私の重要な仕事です。

そして、もう一人重要な方がいます。私たちが自分の心身を元気にするのは私たち自身です。

私は、皆さんに、生命・意識・愛と、自分の人生と、自分の肉体とのうまいお付き合いの方法を体験していただいている治療師です。

そして「皆さんのニッコリいい感じが病気を治します」と、もう三十年以上も言いつづけています。

さらに皆さんのニッコリいい感じは、そのまま世界中の人々の心身の健康法になります。

いいですか。顔でニッコリいい感じをツクラないでください。顔はあとから自然についてきます。そして、健康もいっしょに、あとからついてくるのです。

心の底からニッコリいい感じ、あるいは全身でニッコリいい感じです。

もう一度、いいですか。全身でニッコリいい感じとは、私たちのニッコリいい感じは「どんな感じかな……」という興味津々の静かな体験です。

私たちの「どんな感じかな……」という感じを観じている私たちの意識・生命・愛との「一体感」です。

「一体感」は、この今、動き、活き活きと変化している「みんな自分、皆いっしょ」です。


自分の体験のために、生命（意識）を活発に働かせ、その働きをパワーアップさせて、日々の元気を造るのは私たちのニッコリいい感じです。


一方、私たちが頭や考えを働かせますと、それが前面に出てきて、活き活きしている生命（意識）の元気を造る自然な働きを制限します。

その制限を上手に使って、自分らしい体験を造るのはとてもスバラシイ体験です。

しかし、人はともすると、その制限（考え）にとまどったり、こだわったりし、不安を感じてニッコリいい感じではなくなります。

こうして人々は、自分ではまったく気がつかないまま、元気が感じられない体験をくりかえします。これが、多くの病気のオオモトです。


いいですか、結論の出る問題については、充分に考え、その考えを活かして生活しましょう。これは、大切なことです。私たちは、考えなければ生活できません。

また、考えることも生命現象です。考えるのもニッコリいい感じです。

自分の考えにこだわらないで、ニッコリいい感じを感じながら考えましょう。

すると、ニッコリいい感じが働きます。いい感じで考えますと、いい考えがどんどん出てきます。そのいい考えを行動するのは、ニッコリいい感じの体験です。

そして、何か、行動する時には、「オモシロガッテ」やってください。

どうぞ、考える時にも、その考えの結果を行動する時にも、ニッコリいい感じという「愛・理想」をこき使って楽しみましょう。

○私を通して

「治そう、治そうとしないでください」。

治療の講習会で私は言います。

私たちは確かに患者さんの肉体という生命体の具合の悪いところを認めています。一人一人の方の具合の悪いところをよくする方法は、ビックリするほどたくさんあります。心身という生命現象をを活性化させる方法なら、その内のどの方法でも治ります。

なぜなら、具合の悪いところを活性化させて治すのは、その方法というより意識（生命）

の方なのです。

そして具合の悪いところを良くする方法は、複雑な方法から簡単な方法まで、いろいろです。

私は、どんな方法でもよく効くならと、治療でも、講習会でも、複雑な方法ではなく、とにかく簡単な方法をお勧めします。

簡単です。簡単なのです。

簡単ですから、あとは皆さんがご自分で、それをやるかやらないかです。


ここで、私たちの選択する生命を活性化する方法は、生命のスバラシサをほめ讃えるというニッコリいい感じの方法です。生命の働きを賛美し、祝福するのはニッコリいい感じです。ほめ讃える方法もいっぱいあります。この本の中では、特に「私を通して、愛がいっぱい、あふれ出て、ここで（まわりで、世界で、宇宙で）活き活きと働いています。ありがとうございます」と決めつけ、思いこみ、感じてしまう方法を採用します。

もちろん、これを簡単にして、「愛がいっぱい、あふれ出て、活き活き働いている。ワースゴーイ」で充分です。

これを千回も言いつづけますと、自分がその言葉どおりの存在になってしまいます。

「意識」とは、そういう「仕組み」なのです。

すると、愛という存在（仕組み）が、その仕組み通り、自動的に働き始めます。その愛（生命）の働きが、私たちの心身や人生の具合の悪いところを治し、健康にします。


私たちは、「愛棒」といっしょに生活していると感じ、その感じを観じる癖をつけてしまえば、「愛」という「仕組み」を自動的に働かせられるのです。

こうして、具体的に、愛棒といっしょに働いている気持ちで生活するようになります。


そこで、私は、日頃から、次のように言いつづけ、「愛」をこき使っています。


「私を通して、愛がいっぱい、あふれ出て、まわりで活き活きと働いている。ワースゴーイ」。

「私を通して、愛がいっぱい、あふれ出て、世界中で活き活きと働いている。ワースゴーイ」。

「私を通して、愛がいっぱい、あふれ出て、宇宙で活き活きと働いている。ワースゴーイ」。

「私を通して、愛がいっぱい、あふれ出て、自分や他の人の具合の悪いところで、活き活きと働いている。ワースゴーイ」。


そう観じる治療をし、具合の悪いところで、愛が働かれるのをワースゴーイと楽しんでいます。

この今、「愛」を待っていないのです。

いつでもこの今、自分を通して、愛があふれ出ているのを感じます。これが、愛をこき使うということです。

治療も、治そうあるいは直そう、直そうとしますと、ナオソウという体験をします。これが人付き合いになりますと、イジワルというイジメの体験となります。

私のところには、善意で、無意識に、ナントカしなければと、身近にいる人に意地悪をする体験を選択して生活している方々がいっぱいやって参ります。

意地悪な人たちは、自分は意地悪だなんて考えていません。

意地悪をしている人々は、自分は正しいと信じて疑わないので、懲りることなく、延々と意地悪をしつづけます。そこで、意地悪な人は長生きをするのです。

ある人が、私に言いました。「福田先生が若々しくて、元気で、長生きしているのは、意地悪で、こっそりと悪いことをイッパイしているからでしょう」。

私、「ドキッ……」。

私は、いつもしている悪いことを、これでもか、これでもかと、イッパイ思い出しました。

そんな時も、私は自分がやっている悪いことを恥じて、ナントカしてナオソーなんてしません。

そのとき私は、「愛」を待っていないのです。

「愛」は、ここにあるこのままを、このまんまに「どんな感じかな……」と観じると働くエネルギーです。

「こんなことを言われてしまって、今、どんな感じかな……」。

観じましたら、もう大丈夫。間髪を入れず。「ご破算でねがいましては……」。あるいは、「消去ボタン」を押します。ハイッ。

私がやっている悪いことは、目の前から、きれいさっぱりなくなってしまいました。

こうして、私は自分がしてきた、たくさんの悪いことに、一切こだわりません。

そこで、ストレスがない。すると健康で長生きとなります。

やっぱり私は悪いことをして若々しくしていますかね。

大切なのは、この今です。この今、「愛」を待っていないのです。

私は治そうとしない治療師です。仕事上、皆さんの具合の悪い所に、「愛」が働かれるのを、この今、ワースゴーイと感じて楽しまなければなりませんからね。

「愛」なんて待ってられませんよ。

「愛」は、この今、こっちがこき使ってやるものです。

不思議なことに、私たちが「愛がいっぱい、あふれ出て、（まわりで、世界で、宇宙で）活き活きと働いている。ワースゴーイ」が身に付きますと、「一つ」あるいは「自分」という「愛」が働いてくれ、自分のまわりの人々や物事が全部「自分」と感じられる体験をします。

私たちは誰もが、今、ここで、みんなで同じ一つの存在（生命・意識・愛、働き、仕組み）としての自分自身を体験しているのです。

いつも、そう感じていますと、あの悪魔のように、悪いことをしている人も自分自身。この仏さんのように良いことをしている人も自分自身と感じられてくるのは当然です。

眼前に展開しているすべての現象もまた、存在（生命・意識・愛、働き、仕組み）とともに、自分が選択して造った自分自身です。

さらに、私たちの日々の仕事はどんな仕事であっても、存在（生命・意識・愛・働き・仕組み）とともに働くものであり、結果はすべて私たちという「一つの存在」にお返しするものです。

そこで、日々に、感謝とともに、眼前に現れている結果を、存在（生命・意識・愛・働き・仕組み）にお返しします。

力まず、フワリと行動してください。それを「どんな感じかな……」とニッコリといい感じで楽しむのが、私たちみんなの仕事です。

これが私たちみんなの人生です。

こういうことは理屈ではなく、日々、何事もそのようにやってみますと体験される事実です。

それは、自分ばかりか、世界中の人々の心身の健康な生活に役に立つ体験です。

○アルゼンチンの星

「光の指圧」の講習会で、患者さん役の人の肉体に、明らかにある筋肉のこりをとるとき、「アルゼンチンの星を圧しましょう。そうすれば、このこりはとれます」と言いながら、そのこりをとりつづけて、もう二十年以上になります。

地球の裏側に、アルゼンチンという国があります。そこにはパンパスという大草原が広がっていると聞いています。日本が昼間なら、アルゼンチンは夜です。草原の上には、一面の星空が広がっているでしょう。その数多くの星のどれかを圧せばいいのです。

常識人である皆さんは、そのこりを、ナントカして、ご自分がとろうとします。もちろん、ご自分でも、ナントカすればとれます。

でも、私が長年やっている非常識な方法でもとれます。

しかも、愛をこき使えばよいので、ナントカしようとする必要がありません。自分がナントカしようとしないので、ガンバル必要はないし、このこりがとれるかどうかなどというプレッシャーもありません。

こりは、愛がとってくれるので、楽々で、安全です。私の口癖、「トレルニキマッテイル」。これです。

こりをとってくれるのは、本当に私たちの愛をこき使う手口。「どんな感じかな……」です。

一般に、私の話は、常識ある皆さんには通じてくれません。

私が語りかける日本語は通じないのです。そこで、この本に書いている私の日本語の多くは、通じません。

多分、皆さんは私が格好つけて言っているか、詩的な表現をしていると思っているのでしょう。

二十年以上前は「無限を圧しましょう」と言っていました。これまた皆さんには全然通じませんでした。

そこで、無限の彼方に比べたら、トテツもなく近いアルゼンチンの星になりました。皆さんに、無限がずっと近づいてくれたのです。

本当に、アルゼンチンの星を圧してください。

私たちは、確かにアルゼンチンの星を圧しますが、力は一切いりません。力で圧しても、私たちの肉体の力はアルゼンチンの星には届きません。

何で圧すか。

ご自分自身の決めつけ、ご自分自身の思いこみ、ご自分自身の感じこみで、ご自分が「愛がいっぱい」になってしまいます。そして、「愛がいっぱい」とともに、アルゼンチンの星の光を、本当に圧します。

アルゼンチンの星に「気持ちがいい」と感じさせます。

これが、「どんな感じかな……」です。

アルゼンチンの星を気持ちよくさせたら、それで充分。私たちは愛をこき使ったのです。見事に、うまくやったのです。

愛は働いてくれました。よかった。うれしい。ありがたい。ワースゴイ。

結果は、愛の働きにまかせます。そして、私たちは、「愛」の働きにビックリします。

指圧の会場には、たまに、非常識な人もいます。その人は、実際に、アルゼンチンの星を圧してしまいます。

そして、こりがとれるのを自分の指が感じて、「アルゼンチンの星を圧したら、こりがとれた……」とつぶやきます。

圧しているずっと先に「愛」や「光」を観じるのが指圧です。「どんな感じかな……」。

アルゼンチンの星の光は、すべての人々の中心で輝いている光・生命・意識・愛・仕組みです。その働きなので、不思議ですね、必ず働いてくれます。

「みんな自分、皆いっしょ」。

まず、自分が「愛」や「光」になりきる。「どんな感じかな……」。その「愛」や「光」が自分を通してあふれでているのを感じる。「どんな感じかな……」。同時に、アルゼンチンの星の輝きを感じる。「どんな感じかな……」。

これが私の指圧です。これが私の治療です。ですから、ナオソー、直そう。治そうなんてしていないのです。そんなヒマはありません。

ここで、よけいなことですが、もう一つ付け足しがあります。いいですか、皆さんはアルゼンチンの星なんか圧さないでいいのです。この本に書いてある「愛」をこき使う方法は私のやり方です。それを、世界中のみんなでいっしょにオモシロガル。それがしたくて、この本を書いています。やがて、皆さんそれぞれが、それぞれの方法を造ってそれぞれにオモシロガル体験をします。こうして、みんなで「愛がいっぱい」を体験します。

みんな違っていても、それは自分。みんな違っていてもいっしょ。そっくり同じ働きを、それぞれが、それぞれらしく生きています。

これを理性で理解しようとすると自信をなくします。実際に、オモシロガッテやったら自信がつきます。

「アルゼンチンの星の光って、どんな感じかな……」。

オモシロガッテやりましたか。

さらにいきます。「どんな感じかな……」は、今、ここの自分の感じを「愛」が観じているのです。

実は「アルゼンチンの星」も、「愛がいっぱい」も「ニッコリいい感じ」も、「光」も、「静けさ」も、「希望」も、この今、この自分を観じているのは何なのかに気づいていただこうと、私がオモシロくしているだけです。

これらのコトバは「自分」という「知恵と慈しみの働き」を活性化させる魔法のコトバです。

こうして、自分が「知恵と慈しみの働き」そのものであると気づき、目的をハッキリさせて、それを自分の体験にするのが効率よく「愛をこき使う」人生です。

いつでも、このままの、私たちの「どんな感じかな……」が働いてくれます。

両手を振る魔法

○こんなうまい方法があります

私は、もう三十年も、頭で考えるのではなく、人々の病気を治す時には、それぞれの人への対応を「意識・生命」に聞いています。

それぞれの方に、生命に確認した具体的な健康法をやっていただき、その結果、健康な生活を体験していただいています。

実はこの今、世界中で、大勢の方々がこの方法を使って人々のお役に立っています。

ところが、この方法をやっている人は、やらない人の数に比べると、極めて少ないので、現在のところ、ほとんどの人がそれを知りません。

もちろん人々は、日常の生活の中で、無意識で、ごく自然にそれを活用しています。

多くの人たちは知識として、こういう健康法があるということを知りませんから、そのように決めつけ、思いこみ、感じこみません。

そこで、この健康法は人々の日常の生活の中では行われていません。

念のため、これからお話しするうまい方法は、世界中で行われている人々のお役に立つ膨大な量の「知恵と慈しみの働きの活用方法」の中のほんの一つの活用法なのです。

今、世界中で、たくさんの人が、たくさんの、それぞれの意識の活用法を使って、人々のお役に立っています。


「求めたら与えられる」という言葉があります。ほんとです。私たちの生命（意識）は、知恵と慈しみの生きた働きです。この瞬間にも、活き活きと活動しています。

私たちもその活動です。必要なものを求めたら必ず与えられます。これが生命の仕組みです。

生命の仕組みですから、実は、求める前に全部与えられています。

そう言うよりも、私たちが生まれる前から知恵と慈しみとして、必要なものは全部持っています。多くの人々はそれを知らないという選択を体験しているのです。

知らないという選択を体験していますから、そういう考え方をしません。

そこで、人々は見事な生命を生きているのに、その働きを充分に活かしていません。

というわけで、多くの人々は、自分にはないと決めつけ、思いこみ、感じこんでいる欲しいものを求めます。すると、自分にはないから求めるという体験をしつづけます。そこで、一見、求めたものが与えられないかのような体験をするのです。

こうして生きている私たちの体験に必要なものは必ずあります。

病気があれば、その治療法は必ずあります。病気とその治療法は、表裏の関係です。

そして、私たちには、充分にありますから、当然、私たちが、自分の目的をハッキリさせ、自分に必要なものを求めたら、それは必ず与えられます。

大丈夫、これが生命（意識）の知恵です。生命（意識）の仕組みです。

感覚的には、私たちが、目的をハッキリさせると、仕組みとしての私たちの愛棒が、私たちといっしょに、その目的を体験するのに必要な複数のものを造ってくれる感じです。

私は病気を治そうとはしない治療師です。具合の悪い方に、今のあなたの健康法は、これとこれとこれです。どうぞなさってくださいと申し上げ、それをやっていただきます。

私はその方の健康という生命の働きを「どんな感じかな……」と観ています。

そして、その方には、ご自分の健康を楽しむための健康法をやっていただくのです。

一般的に、多くの方は、ご自分が健康になるために健康法をやります。すると、ご自分には健康がないので、ナントカして健康になろうとする体験をしつづけます。

念のため、それも一つの立派な健康法です。


「人々のお役に立つ体験」。これは、私たちの魂の喜びです。

そこで、私たちは自分が、「世界中の人々の心身の健康な生活」のため、日々に健康法をやります。これが私たちの健康法の目的です。

なにしろ、私たち一人一人は「世界中の人々の心身の健康な生活」のために生きているのですから、自分の思考、飲食物、運動や体操、それに入浴まで、さぼるわけにはいかないのです。

こうして自分が、これからどういう体験をしたいかを、いつもハッキリさせておきます。

これが目的をハッキリさせるということです。


これから申し上げる方法は、私たちが、目的をハッキリさせて、意識・生命の「知恵と慈しみの働き」に聞いて聞いて聞きまくる方法です。

すると、意識・生命の「知恵と慈しみの仕組み」は答えて答えて答えまくります。

まず、自分が、法律的にも、能力的にも、体験的にも適当な項目を表にします。不適当なものは意識に聞く項目には挙げないでください。分かりやすい、単純な方法を表にします。私たちが、目的をハッキリさせ、その目的を達成するのに、最も適当な答えを聞くのです。すると、その表の中から答えが与えられます。

その表にそってやっていても、うまく答えが出てこない時、生命・意識は、私たちに、私たちの表をもっと「進化」させることを促しています。

自分らしいアイデア、工夫、提案、付け足しをすれば、また具合よく働きます。

当然ですが、その自分らしいアイデア、工夫、提案、付け足しが機能するかどうかも、意識に聞けばすぐ分かります。

大切なことを申し上げます。私たちが作った表の中から与えられている答えは、正しい答えではありません。その答えは、真実でもありません。

私たちが提示した表の中からの答えは、「今ここで、その人と私たちと生命・意識にとって、この表の中から取り出したよりよい健康法の体験になります」という答えなのです。

また別の人の健康法について聞けば、その別の人の健康に役立つよりよい対応法が出るのです。

さらに、ある人の健康法について聞く人が、私と違う、医師、薬剤師、看護士、介護士、栄養士、理学療法士、体育の専門家、気功師などで、それぞれの立場で、その人たちらしいアイデア、工夫、提案を盛り上げた表で聞けば、それぞれの人たちらしい、それぞれに違った答えが出てきます。

健康を楽しむために、それを必要とする人が、それぞれに出て来た健康法をやって、心身ともに健康になれば、それでよいのです。

さらに、目的をハッキリさせて出てくる意識の答えは、もっと、もっと広い意味があります。その答えを活用すれば、答えを求めた人ばかりか、私たちの目的どおり、世界中の人々の心身の健康のお役に立つ答えなのです。

意識が答えを与えてくれたら、私たちは、その答えの通りにやらなくてはいけないということもありません。

どうぞ、別の選択をして、それを体験してください。

また。どうぞ、自分らしく応用し、変化させて、自由に体験してください。

私たち一人一人は、本当に、スバラシイ存在です。

この人生は、とてつもなくスバラシイ自分自身の選択とその体験です。私たちは、まったく自由に、自分のこれからの体験を選択します。それを、これからの自分の体験にして生活する自由な存在です。

スバラシイ私たち一人一人が、自分で、自分の人生を選択し、その選択を実際に体験しているのです。その自由な体験が魂の喜びです。

どうぞ、これからも、ご自分の自由な選択を自由に体験してください。

○いやな感じ、いい感じ

私たちはみんな、毎日をいい感じで送りたいですね。

それなのに、多くの人々が、自分のいやな感じにこだわって、いつも、自分でいやな感じを選択して生きています。

中には、自分はいやな感じなのだと、まわりの人に、あからさまにワカラセル様に生活している人もいます。まわりの人はみんな、いやな感じでしょう。いや、世界中の人たちもみんな、いやな感じがしています。

それでいいのですよ。この人生は、その人ご自身の自由な選択とその体験です。

でも、私たちは、自分が、心身ともに健康で、いい感じの人生を送るという目的をハッキリさせ、いつも、いい感じを選択し、それを日々に体験したいものです。

これは単に、その方が楽しくて、オモシロイからです。

さて、自分の感じたいやな感じを持て余している人々が大勢います。

自分のいやな感じをいい感じにするのは、自分の外の、自分をいやな感じにした何かを変えなくてはいけないと考えるからです。

また、自分のいやな感じを非難、批判、否定し、このいやな感じをナントカしようとしているのです。それもまた、いやな感じです。

多くの人々は、自分に不安や怖れを感じさせたいやな感じの源を非難、批判、否定し、それをナントカしようと莫大なエネルギーを使って攻撃します。

また、それを攻撃できないと、その莫大なエネルギーで、自分を非難、批判、否定します。

こうして、自分が疲れ果てます。

いいですか。ある人が、自分のいやな感じにこだわるのは、その人の癖です。自分の日頃の決めつけ、思いこみ、感じこみが正しいという昔からの癖の中に閉じこもっていて抜け出さないだけです。

自分の過去の体験にこだわって、自分や人や、そのかかわりの中で起こったさまざまな体験が許せないからです。

今という自由ではなく、過去という不自由を選択しているのです。

「過去は、このままで大丈夫」あるいは、「無条件で、過去に感謝する」という消去ボタンをクリックしてください。

これをするかしないかも単に、自分の過去にこだわるという癖の問題です。

私たちは自分の無意識の選択も、自分の体験にしてしまいます。

過去にこだわるという無意識の選択の体験を一生つづけたいですか。それとも、意識して、消去ボタンを押していい感じの、新しい体験をするのですか。

自分の身に付けてしまった癖を取るのは、それなりに大変です。何度も、何度も、何度も消去ボタンを押し、新しい体験を選択する癖をつけてください。

私の講習会では、そのいい感じが自分の心身を元気にするばかりではなく、同時に、まわりの人々の心身に影響している様子を目の当りにします。

そればかりか、世界中の人々の感じにも影響を与えているとハッキリと感じられます。

いいですか。私たち一人一人のいい感じは、自分の健康生活に影響するばかりか、世界中の人々の健康にも影響しているのです。

皆さんが、講習会で体験するいやな感じは、自分を含め、人を非難する、人を批判する、人を疑う、人を否定するです。

てきめん、相手の人の体も、まわりの人の体も、自分の体もゆがんで、いやな感じに反応します。そのままにしておけば、元気がなくなって、健康を害する体験をします。

そして、いい感じを感じますと、とたんに、相手の人からも、まわりの人からも、自分からも、心身ともにゆがみが消えます。

私は、講習会の時、皆さんの前で、自分のいい感じといやな感じを瞬時に変えて見せます。

人々は、普通、そういう体験をしませんので、自分のいい感じといやな感じが簡単に変えられるのを知らないのです。

そこで、人々は、自分が感じているいやな感じにこだわり、心身ともにゆがんだ状態で生活します。これは、単に癖です。

講習会では、二人が組になって、いやな感じは、相手の人を非難する。いい感じは、その人をほめ讃える方法で体験します。

オモシロイことに、ちょっとけなされても、体が極端にひずむ人が、たくさんほめられても、あまり反応しなかったりします。

また逆に、けなされても平気な人が、ほめられると、さっと快適な反応をしたりします。人は皆、それぞれです。

そこで、この世界にはいろいろな人がいるものです。

講習会に参加し、意識の働きを知りますと、自分の決めつけ、思いこみ、感じこみに気をつけるようになります。ぜひ、ぜひ自分にいい感じの新鮮な癖をつけてください。

さて、ここで、いい感じと、いやな感じにこだわっているのには訳があります。この本の中で、意識が、私たちの問いかけに答える場合には、いい感じといやな感じで答える方法を使うからです。

○リラックスを感じる

私たちがいい感じのときは、心身ともにリラックスしています。

・頭の中が広く感じます。
・大きく開いている感じがします。
・肉体が軽く感じます。
・筋肉が柔らかくなるので、呼吸が楽になります。
・安心感があります。
・後にしこりを残しません。

いやな感じは、この逆です。狭い感じがして、閉じ込められている感じです。心身ともに無意識に緊張しています。怖れ、閉塞感、重圧感、緊張感、苦しみ、不安感などがあります。

それらは、忘れられません。いつまでもいつまでも、心身のしこりになって残ります。

このように、いい感じといやな感じが、どんな感じか感じられ、そのどちらにもこだわらなければ、自分のいやな感じといい感じは、あっさりと換えられます。

私たちが、どちらを選択して生活するのも、私たち一人一人の自由です。


念のため。いやな感じの時の肉体の緊張は、筋肉が固くなりますので、骨格のゆがみとして観察されます。骨格は、前後、左右への移動、左右のねじれ、前後、左右、上下の伸縮として観察されます。

本書では、このような生理学的な考察は必要がないので避けています。


日常の生活の中で、私たちは、いつも、いやな感じやいい感じを感じながら生きています。

魂は、こうして肉体を持って生活し、その中でいやな感じやいい感じの両方をいっぱい体験したいのです。

そこで、この人生を充分に生きるとは、いやな感じは「どんな感じかな……」と観じきってください。

いい感じも「どんな感じかな……」と観じきってしまいます。

こうして、いやな感じをそのままにいやな感じと感じるのは、いい感じなのです。

そのいい感じで、自分をいやな感じにした対象に、自分らしいアイデア、工夫を活かして、必要な対応をします。

この場合、いやな感じで対応するのといい感じで対応するのとは、その体験、その結果が違います。

要するに、いい感じの人生を送りたい人は、いい感じで生活する方を選択するのです。

こういうことは、私たちの人生で普通に起こる当たり前のことです。たくさん体験して慣れてしまいます。

それは、「どんな感じかな……」を観じる体験です。

そして、その体験をオモシロがって、楽しんでください。

その「どんな感じかな……」をオモシロがる体験が、自分のいやな感じやいい感じを自由自在に換えられるようにします。

繰り返します。

いやな感じをいやな感じと感じているのはいい感じです。

そこにあるそのままを、そのまんまに感じる体験が魂に力をつけます。また、今この瞬間を、そのまんま、肉体で感じていると落ち着きます。

そして、私たちをいやな感じにした対象に対し、今、これから、私たちが、それによっていやな感じを感じなくなるための必要な対応をしてください。

いいですか。そのままが、いやな感じならば、その感じを非難、批判、否定しないでください。いやな感じを、そのままに、いやな感じと感じているのはいい感じです。

そのいい感じで、これからいい感じを体験するような対応を選択し、それを行動します。自分をいやな感じにした対象を非難、批判、否定して、ナントカするのではなく、みんながいい感じを感じるような新しい展開のための対応をどんどん造るのです。

いいですか。私たちが感じる「いやな感じ」は、私たちによって活かされる体験を求めています。


いい感じも、いやな感じも、そのまんまに「どんな感じかな……」と観じて、その感じを自分らしく活かしてしまうのです。


魂にとって、ここにあるこのままを、このまんまに観じるこの静かな、パワーフルな体験が、こうして生まれてきた甲斐というものです。

いい感じも、いやな感じも、「どんな感じかな……」と自由自在に観じながら「さあ……うん」と弾んで生活するのが「愛をこき使う」体験です。

こうして、私も、いい感じと、いやな感じにこだわっていますね。いい感じと、いやな感じにこだわって五十年。これにこだわらなければ、私の沽券にかかわるというものです。

○さあどうする、どうする

この世の中には、意識という知恵に聞く方法は、いくらでもあります。多くの人々がさまざまな方法で、日々の生活の役に立てています。

私は、普通、二つの方法で聞きます。一つは、両手を振って聞きます。もう一つは、振り子を振るのです。ともに、目的をハッキリさせ、目的に合う答えになると思われる自分らしい項目をいくつか挙げ、そのうちで、目的に最も適当な項目を取り出すという方法を用います。

これらの方法は、もう、二十年以上も前から、皆さんにお教えしています

私たちが振るのに慣れますと、振るのは、頭でも、腰でも、指先でも、心拍でも、意識で

も、どれでも同じです。

私たちが何かを振るのは、自分が振動、動き、リズム、弾み、働きを造っているのです。

私たちの意識は、知恵と慈しみです。何でも実によく知っているスバラシイ存在です。

その私たちが、こうして、地上で、肉体を持ち、自分がもともと知っているのに、知らないふりをし、自分の自由意志で、自由に選択したものを体験して遊んでいるのです。

そこで、「自分が今、何を選択しているのか」と目的をハッキリさせて振るのがコツです。

この人生も、目的をハッキリさせて生活するのが快適に過ごすコツです。

その前に、「自分はもう、その答えを知っているスバラシイ存在である」とハッキリ意識します。この人生も、自分はスバラシイ存在であるという「理想」をハッキリ意識して生活するのが、快適に過ごすコツです。

いいですか。問題と答えはいつも同時に存在しています。うれしいですね。

いいですか。心身の具合の悪さとその治し方は、同時に存在しています。

また、私たちは、こうして与えられる方法で、世界中の人々の心身の健康にお役に立てようとする慈しみそのものです。そのやさしさを振るのです。

初めて体験する方は、自分や身近な人たちの体のこりやひずみが、いとも簡単な方法で、瞬く間にとれるというスコーシトボケタ体験をたくさん積んでください。

「エッ。人間てこんな存在だったんだ。へェー」。

その楽しい、たくさんの体験が自信になります。

自信がつきますと、日常のさまざまな場面で活用するようになります。


うまくいかない人は、目的の選択がハッキリしていなくて、ナントカしようと懸命に、ナントカを振るからです。ナントカ、ナントカ、ナントカ……。

また、自分以外の何かが、自分に、答えを教えてくれると勘違いしています。それはいやな感じです。

その時、そのいやな感じがいやだから、ナントカしようとするのもいやな感じです。

いやな感じでいる自分をそのままに、いやな感じと認めているのがいい感じです。

大丈夫。これが魂の喜ぶ、いい感じのやさしさです。

ナントカしようとしないでください。ナントカしようとするのは、自分はナントカしなければ、「知恵と慈しみの働き」を活用できないと感じているからです。

ということは、自分は「知恵と慈しみの働き」ではないと決めつけ、思いこみ、感じこんでしまっているのです。

大丈夫です。私たちは、自分がナントカしなくても、このままで、「知恵と慈しみの働き」です。そう決めつけてください。すると、その決めつけを自分の体験にします。これが「意識」の働きです。

その皆さんの知恵と慈しみの体験が世界中の人々の元気のお役に立ちます。「皆いっしょ」です。

私たちは普通、自分の無意識の決めつけ、無意識の思いこみ、無意識の感じこみを体験する生活をしながら一生を送ります。

時々は意志を強くした決めつけ積極的な思いこみ、演技した感じこみも自分の体験にします。

その方法もオモシロイ方法ですが、「愛」をこき使うのもオモシロイ方法です。

○オモシロがる

私たちは、天性の「愛使い」です。でも、せっかくの能力も、使っていないと、働いてくれません。そこで、理想がものを言います。

毎日毎日、いつもいつも、自分の理想を意識して、自分も、人も皆いっしょ、「愛がいっぱい」でスバラシイ。これをせっせ、せっせと感じ、その感じを自分の無意識の癖にします。

すると、自分がそれになったのです。こうして、自分がそれを造ります。

ですから、それを自分の体験にします。時には、そう思えない、そう感じられない体験もします。自分の無意識の癖で、それを、自分がいつの間にか選択していたのです。

それは、「愛自身」が、「愛がいっぱい」で「愛をこき使う」チャンスを造り、私たちを通して体験しようとしているのです。

なにしろ、「愛」は律儀な働き者ですからねえ。私たちの無意識の癖だって、無意識の思いこみだって、オカマイナシ。何だってどんどん造って体験させてくれます。

それを笑いとばしてください。オモシローイ。


これからお話しする確認とは、自分が何を体験したいかという目的をハッキリさせて、私たちの愛棒とジョーダンを言いながら、キョーミシンシンの答えを造り出している感じです。

今、この問いかけで、世界中の人々の心身の健康法の役に立つ答えを得て、みんなが健康で、楽しい生活をするんだ。そう決めつけ、そう思いこみ、そう感じこんで、深々と感謝します。ワースゴイ。

いいですか。私たちの生命そのものとしてある「知恵と慈しみ」が答えてくれます。ですから、世界中の人々の心身の健康のお役に立つのです。

その「答え」は、私たちの問いかけの前に、すでに「知恵と慈しみ」としてあるものです。もう一言、私たちの「愛の働き」や「やさしさ」が、ありとあらゆるところに充ち満ちている「知恵と慈しみ」という波動の中から、「愛棒」が、私たちの問いかけに対する答えを造りだして見せてくれるのです。

その働きは、一瞬よりももっと速く行われます。というよりも、今の問いかけに対する答えは、私たちが生まれるよりもずっと、ずっと前に、すでに造っておいてあるという感じです。ですから、本当に安心です。

こうして、「愛棒」から答えを得るやりかたは、ちょっと、トボケテいますがね。

じらしたりしちゃって。

答えが出るとか出ないではなくて、自分らしい、やさしさの感じを振ってください。

そのやさしさが役に立つ方法を教えてくれます。自分のやさしさの体験を楽しんでください。

いいですか。自分がしたいことをしたいようにしている人は、何でも、オモシロがってやります。オモシロがるのはいい感じですので、うまく動きます。

「希望」って、わくわくしませんか。オモシロがってする人は、いつも、「希望そのもの」を体験しているからです。

一方、自分がしたくないのに、しなくてはいけないからしている人は、「希望」がないので、いやな感じです。私たちが「希望」を感じなければ、意識という「愛棒」も、両手も、振り子もうまく動いてくれません。

したくないことをしている人も大丈夫。純粋にオモシロがってやればうまくいきます。この人生を楽しむ人は、オモシロがる。やりたがる。うれしがる。そして、教えたがる人です。

そういう人は、一回体験したら、自分でどんどん進歩していきます。そして、自分らしい体験を積めば大丈夫。それを、多くの人々にどんどん教えてください。

皆さんは、それぞれに、やり方も、応用の仕方も、教え方も私とは違っているのが当然です。

世界中の人々の心身の健康のために、ご自分らしい方法、ご自分らしいやり方に慣れたら、どうぞ、世界中で、ご自分らしく自由に活動してください。

いいですか。皆さんはそれぞれに本当にスバラシイ存在です。そう決めつけ、そう思いこみ、そう感じこめば、皆さんお一人お一人に、ご自分らしいアイデア、工夫、チャンスがイッパイ、轟々と押し寄せてきます。

この今、皆さんが自分はスバラシイという選択をすれば、今、地上に生きている人それぞれに、あふれるほどのアイデア、工夫、チャンスが生まれます。

この本で私が提案している方法も、これは単に、今の、私のやり方です。皆さんは、もっと簡単な、もっとトボケタ、もっと効果的な楽しいやり方をどんどんと造り出して、世界中の人々の心身の健康を、幸福を高めて見せてください。

皆さんお一人お一人は、それができます。

「愛」は、私たちが無条件で使う働きです。「愛」も私たちを無条件で使う働きです。私たちはみんな、見事な「愛」の使い手です。誰でも、「愛」を無条件で、平等に使えます。

大丈夫です。あなたではない、誰かのアイデア、工夫チャンスを待っていないでください。

人々は、私の所に来ますと、自分が「愛」を働かせ、宇宙を動かしているという体験をします。それは、ごくごく当たり前の体験です。人々は、そうしている自分の営みに気がつかないで生活しているだけです。

「みんな自分、皆いっしょ、さあ……うん」と働いてください。

○項目について

きれいに片付いている部屋の中は、必要なものがタンスや机などの引き出しに納められていて、必要に応じて必要なものを取り出して使います。

どこのご家庭でもそうでしょうが、はじめは、最低限の必要なものから生活し始めますが、だんだん増えていって、いっぱいになってしまいます。また、使わなくなってしまうものも出てきます。同じです。

どっちにしても、何がどこの引き出しにあるか、棚の上には何があるかを知っていないことには探すのが大変です。その仕分けが項目です。

私は治療師なので、治療法の項目を確認するのに、毎日、「愛棒」を使っています。

自分がこれから体験したい目的を決めます。目的がハッキリしたら、今の自分が、それを体験する方法は、それこそいくらでもあります。

今日も、左膝を痛め、半年以上さまざまな治療をしたのに、なかなか痛みが取れない方がおいでになりました。その方は、今までに、医学的療法、薬物療法、民間療法、心理的療法などなど、いくらでもある中から、いろいろやっていました。

これらは当然、どれがよい、どれがよくないというものではなく、どれもが、よく効いてくれる治療法です。それなのに、さまざまな理由で、その方が効かない体験を選択していただけです。

私どもは、エドガー・ケイシーの治療法をベースにした、よそとは変わった治療をします。それでも、その方の膝の痛みに対する対応は、いくらでもあります。

そこで、その方の膝の痛みをとる目的のために、まず「愛棒」といっしょに、あらかじめ造って用意してある治療法の項目の中から選択します。

いいですか。この治療の項目は、単に、私が、世界中の人々の心身の健康にお役に立とうとして、自分で選択してきた方法です。他の治療法に比べて、良いとか悪いとかではありません。私の長い間の体験の結集です。

私が選択した項目も、その人に合った健康法を確認するという協調作業も、その人が健康になろうとする目的に対して出てきた、たくさんのアイデア、工夫、チャンスの一つです。

皆さんが、私の方法が分かったら、それを体験し、それから、自分の方法を造って世界中の人々の心身の健康に、お役に立っていけばよいのです。

さて、今までに、私の選択した項目で足りなければ、「愛棒」は、私が思ってもみなかった新しいトボケた項目をどんどん造り出します。

またまた、私の引き出しの項目が増えてしまいました。でも、これから、世界中の人々の心身の健康のために、その新しい項目の出番がどんどんやってきます。

ところで、私たちが、どういう方法を選択したら豊か・幸福・愛がいっぱい・ニッコリいい感じになれるか、などの対応の項目はありません。

それらは「理想」という「自分の在り方」です。

「理想」は、「存在の働き、あるいはエネルギー」です。私たち一人一人が「それである」と決めつけ、思いこみ、感じこむものです。

そして、私たちが「理想」をハッキリさせ、「理想」が働く人や場（目的）をハッキリ決めますと、私たちがハッキリと指定したその目的の人や場で、「理想」が働きます。
いいですか。「みんな自分、皆いっしょ」です。「理想」は、私たちがハッキリと指定したその目的の人や場に働くのではなく。その人や場に、もともとある「理想」か活性化して働きます。

そこで、治療の項目の最初は「理想」と「目的」になります。

項目	必要なもの
理想	この今、自分を通して働かれている知恵と慈しみに、自分が、真に親しめるような名前を付けます。 神、仏、愛がいっぱい、他。どうぞご自分で決めてください。
目的	自分がこれからどんな体験をするかハッキリさせます。
明示	遊び心、愛の表現、独立、豊かさ、力強さ、祝福、充足、感謝、役に立つ、良いことが起きている、輝く、希望　他

食物	「今」、ある人の健康によいか確認する食物の名前　他
排せつ	肺、大腸、腎臓、皮膚　他
湿布	ヒマシ油、食塩、温水、冷水、葱　他
オイルマッサージ	ストレート、ソフト、パワーアップ、クリアー、ミルラ　他
吸入	スムーズ　他
呼吸	呼吸体操、頭蓋骨の呼吸、骨盤と脊柱の呼吸
タッチ	カラータッチ、ソウルタッチ、クリアータッチ　他
運動	歩く。スキー歩き、寝て歩き、肩歩き、尻歩き、四つん這い歩き、泳ぐ。自転車こぎで骨盤をゆるめる。噛む　他

体操	左右倒し、とんび体操、片膝抱え体操、膝押し、亀体操、顎体操、捻り体操、アキレス腱伸ばし、頭と首の体操、顎押さえ頭と首の体操　他
身体各部	頸椎、胸椎、腰椎、仙椎、尾椎、脚、足、腕、手、上腹、臍部、下腹、側腹、胸郭、胸腔、骨盤、股関節、膝関節、肩関節、足関節、顎関節、蝶形骨、目、耳、鼻、口、喉、頭蓋、頭蓋腔、小脳、大脳、脳梁、脳幹、口腔、歯　他
その他	骨格、筋、消化器、呼吸器、泌尿器、生殖器、内分泌、脈管、神経、感覚器
数	1、2、3、4、5、6、7、8、9、10、11、12

○両手を振る

私たち一人一人はみんなこのままで全宇宙から「愛」のハーモニーを導き出し、それを「どんな感じかな……」と感じる体験を造る指揮者です。

どうぞ、自分の「どんな感じかな……」という指揮棒を振ってください。

ここでは、私の両手を振る方法をお話しします。

両手を振るのも、人にとってさまざまなやり方があります。

私のやり方は、両肘を張らないように、両脇にたらして、両手の掌を上にし、両中指の先端を二、三センチ開けて、向かい合わせます。心身をリラックスさせます。両手にも力を入れません。全部の指が軽く曲げられています。

全身でリズムをとります。リズムに従って両手が上下に振られます。

まず、愛棒に「行け、行け」と合図します。あるいは、「ずれて見せてくれる」と言います。するど、どちらかの指が先の方に動き、指先の位置がずれて合わなくなります。動く指は、その時によって、右が動いたり、左が動いたりますが、一切気にしません。

「愛棒」は知恵と慈しみの働き、仕組み。活きて働いている動力、エンジン。言ってみれば、きちんと仕事をする信頼できる相棒。気の置けない愉快な仲間。そこでお互いに楽しくオシャベリしながら確認します。

ただし「愛棒」は、こちらに向かって何にも言ってくれません。愛棒が答えやすいように配慮して、こちらから、どんどん語りかけるのです。

さらに、確認にとまどったり、なかなか確認が出てこないときも、その逡巡する様子を見てとり、愛棒がこちらに、本当に伝えたいことを出すために、こちらの項目をどんどんと変えて聞く必要があります。


離れていた左右の指が揃う方向に動くと「はい」です。

逆に、左右の指の位置が広がるのが「いいえ」です。

その動くスピードや距離で、どのくらいの「はい」か、どのくらいの「いいえ」かが、分かります。

とてもよい場合にはずれている指が揃って、さらに同じ方向に大きくずれて教えてくれます。

こんな具合に確認します。

まず、この今、症状があるかないかを確認します。必ず確認してください。

「この人の右の肩はこっていますか」

「こっているよ」

次にさまざまな理由で、この今の自分の症状をとってほしくない人は大勢います。

「今、この人の右の肩こりをとってもいいかい」

「いいよ」

「とり方を教えてくれる」

「どうぞ」

「想い。食事。排せつ。脊柱の調整……」

「それだよ」

「マッサージ。タッチ……」

「タッチ」

「カラータッチ。ソウルタッチ（指で肉体の部位をタッチする　約一秒）」

「それ」

「本人の右手、左手（施術者の指や第三者の指の場合もある）」

「左手」

「左手の1指、2指、3指、4指、5指」

「はい」

「タッチする場所。頸椎、胸椎……」

「そこ」

「胸椎の1番。2番……」

「1番」

「5指（小指）でタッチする場所は、胸椎1番の上。下。左。右……」

「左」

これで、確認の結果が出てきました。

ご本人の左手の小指の先を、この人の胸椎の1番の左につけると、一瞬のうちに、この人の右肩のこりはとれてしまいます。

この例で、この人の右の肩こりを、この人の魂が、私にとってほしくないときには、このようになります。

「今、この人の右の肩こりを、私がとってもいいかい」

「だめ」

「この人は、私以外の方法でとりたいの」

「そう」

「薬剤で。この人のかかりつけの治療師のところで。本人の体操……」

「それ」

「捻り体操、肩歩き……」

「それ」


本人が「肩歩き」という体操をして、肩こりをとれば、本人にも、本人の魂にも、世界中の人々の心身の健康のためにも良い治療法が出てきました。

こうして、出てきた答えは、愛棒と私たちのたくさんある選択肢のなかの一つにすぎません。


その治療法をやるかどうかは、当の本人が決める問題です。


私たちの「愛棒」は、「愛棒」が出した方法ではなく、私たちの選択の方を大切にします。

自分の人生を造るのは、自分自身の選択とその体験です。やる方も、やらない方も、本人が自由に選択します。そして、自分が選択したスバラシイ体験をするのです。

いいですか。私たちの方が自分の体験を選択します。自分が、自分の目的を決めるのです。私たちが目的をハッキリさせ、自分の選択をしますと、「愛棒」は、喜んで、後ろから、私たちの背中をすごいエネルギーで押してくれます。

ところで、先の膝の治らない選択をしている患者さんにはどんな対応があったのでしょうか。

それはスキー歩きという体操です。初心者は次のようにやってください。

少し寄りかかっても動かないテーブルに、両手をついて、左右の足で後ろに一歩ずつ下がります。腰は、テーブルのそばにあります。肩、腰、アキレス腱が伸びています。がんばって伸ばす必要はありません。

といっても、腰、膝、アキレス腱をのびのびさせて動いてください。

その姿勢で、肩と腰をゆるめて足踏みをします。

また、両方の足先を開いたり、両方の踵を開いたり、両足の足先を右に向けたり、左に向けたりして足踏みをしてください。

一回に三分。日に四回やります。時間もやりかたもだいたいで充分。ガンバラないで、オモシロがって、楽しんでください。

「どんな感じかな……」と、肩、腰、膝、足首などの動きをよく感じてください。いいですか。「……」の感じがよく効きます。

心身ともに、健康も、病も、自分の選択とその体験です。

この世の中には、自分の病を治したくない選択をしている人が大勢います。そこで、最初に、今、ここで体験しているこの症状をとってよいか聞いて確認します。確認しますと、その対応が出てきます。

でも、ご本人かご本人の魂が、その症状をとりたくなければ、とれきれません。

また、この症状をとる時期を、ご本人かご本人の魂が、もっとあとで、と決めていたら、今はとれません。しかし、それをとる時期がきた時には、アッと驚く、劇的な治り方をします。

◯何ともいえない

私が、自分や他の人たちの健康に良い食品や、健康法などを聞くときには、次のように言って聞きます。

「いい」

「わるい」
「まあまあ」
「なんとか」
「なんともいえない」

これも、こうしたらよいというものではなくて、単に、私の長い間の癖です。皆さんは自分らしい確認の方法を造り、それを活用すればよいのです。

いいですか。私たちは、自分の自由な決めつけ、自由な思いこみ、自由な感じこみで、自分らしいモノを造ってそれを体験している自由自在な存在です。

あの、如意棒を持って、キン斗雲に乗り、自由自在に活躍する孫悟空みたいなものです。その孫悟空と同様。私たちが、「愛棒」を手にして、意識雲に乗って、どんなに自由自在に活躍しても、お釈迦様の手のひらの中だけのお話です。

でも、私たちは、お釈迦さんの手のひらの中では自由自在です。それで充分です。私たちが、毎日、その上で暮らしているお釈迦さんの手のひらは、ここでいう知恵と慈しみの仕組みです。私たちは、それを、自分が、具体的に体験したいのです。

ある食品について確認すると、「なんともいえない」が造り出されてきました。

それは、私たちの健康に悪い食品ではないのです。私は、それを食べたかったら、遠慮なく食べてしまいます。

もっとも、食べる前に、よく祝福し、良い食品に変えて食べます。祝福するのに、十秒もかかりません。

祝福したあとで、良い食品に変わったかどうかは、「愛棒」に聞けば、すぐに教えてくれます。これも五秒ほどです。

「いい」

「わるい」

「まあまあ」

「なんとか」

「なんともいえない」

ところで、それを自分が食べたくなければ、まだ、ガッカリすることではありません。その食品が私たちの役に立つ他の用途を聞けばよいのです。例えば、他の食品と合わせるとか、体の表面につけるとか、動物のえさにするとか、植物の肥料にするとか。いろいろと考えて、またやります。

「いい」
「わるい」
「まあまあ」
「なんとか」
「なんともいえない」

体の表面につけるとよいと出てきたら、どこに、どれだけの量を、いつ、どのようにつけるかも聞いてしまいます。ついでに、何に効くかも聞きます。聞いて聞いて聞きまくってください。

この方法は生活によく効きますよ。

健康法について聞いても、「なんとか」や「なんともいえない」が造り出されてきても、同じように対応します。

やり方を変えてみる、いつやるか、どのくらいやるか、何と組み合わせてやるかなどなど。なにしろ、お金が掛からない。秒単位でよいアイデア、工夫、チャンスがやってくる。こんなにいいことはない。愛をこき使うと、この人生、ラックラク。

○一番いいものを教えてよ

ずらりと並んだ、同じような食品の中から、自分や、ある人の健康に一番良い食品を選ぶ場合は、誰の健康によいかと目的をハッキリさせたら、これ、これ、これと、一つ、一つの食品を指して聞きます。

これは、慣れないとちょっと大変。その種類が多い場合には、あとで出てくる振り子で聞くと、素早く確認することができます。

最近のこと、ある人の体のひずみがどうしてもとれないのです。

愛棒は「タッチ」が効くと言いつづけています。私の項目表に挙げてあるものには反応しないのです。

こんな時がチャンスです。

愛棒は、私が使っているタッチの項目にない、何か新しいモノを、みんなで造り出そうと提案しているのです。

「何か新しいものでタッチするの」

「そう」

「それはどこかで買えますか」

「買える」

「それが買えるところを教えてくれる」

「いいよ」

「デパート。薬局。八百屋さん。魚屋さん。お酒屋さん。スーパー。……」

「……」

「それは、どこかで買えるのですか」

「買える」

「どこかなぁ」

「……」

私は、苦しまぎれに言いました。

「福田高規治療院」

「そこ」

「何だ、ここで買えるのか」

「そう」

いやはや、確認するという作業は、簡単なことに手間がかかるものです。

こうなればお手のもの。自分の店で売っている商品の名前をかたっぱしから挙げたら、クリアーというマッサージオイルが出てきました。

それを患者さんの体表のどこにつけたらよいかを出して、そこにクリアーを一滴つけたら、一瞬、体のゆがみがとれてしまいました。超安価な治療法です。

それ以来、私どもの項目にクリアータッチが登場し、今では世界中の人々の心身の健康のために、これが大活躍しています。

今日も、外出したり、人に会ったりすると、体調を崩して、どっと疲れてしまうという方がお見えになりました。

確認しますと、ヒマシ油の湿布、歩く、とんび体操、それに、「変化」に不安を感じないようにするため、自分に「日々のさまざまな変化への対応力がある」と明示し、変化を受け入れることと出ました。

さて、その方の脊柱に沿ってのマッサージをしようと、背中を拝見しましたら、左の脊柱起立筋が竹の棒を入れたみたいに固くなっていました。

意識に確認しますと、私が、その竹の棒を背中から、どこかへ行かしてしまうのを喜んでいます。その方法は、クリアーを一滴、喉頭の下部二センチの所につけるというものでした。つけたらすぐ、消毒用のエタノールを含ませた脱脂綿で、クリアーを拭き取りました。

当然、竹の棒はどこかに行ってしまいました。

これが、私たち「愛棒使い」の得意技、「行かしてしまう」です。

でも、あの竹の棒はどこへ行ったのでしょうね。

もちろん、クリアータッチは、今、現在の私たちが重宝する一つの方法です。これ以外にも、もっともっと効果的な方法はいっぱいあります。それらは、これから、私たちがみんなで造り出して、世界中の人々の心身の健康な生活にお役に立てるものです。

例えば、この竹の棒は、私に行かされたくないと出る場合があります。

私に行かされたくなくても、それを行かす対応はいくらでもあります。医学的な対応。薬理学的な対応。運動や体操。食事法。排せつ系の働きをよくする。鍼、灸。脊柱の調整。各種の湿布をするなどなど。それこそ、いくらでもあります。

私たちがどれを選択し、どう体験するかは、まったく自由です。

そして、最終的には、ご本人が、自由に決め、それをご自分の体験にするのです。

意識に聞いて、出て来た対応も同じです。それを体験するかどうかは、どうぞ、ご自由に選択してください。

何回も繰り返して申しています。これはとても大切なことです。


また、背中の竹の棒は、人によって、時によって対応が違うのも、当たり前のことです。

ある時、同じように、左の肩甲骨の内側に、竹の棒が入っている方が見えました。

治療に関心のある方で、いろいろ試しましたが、竹の棒は、タケノコのようにぐんぐん大きくなってきます。ついに、その方は、どうしようもなく疲れ果て、目の下に隈が出来て私の治療院にやって来ました。

この方はクリアータッチではなく、左の歯で噛むように出ます。

その場で噛んでいただきましたが、らちがあきません。竹の棒は断固として、自分の存在を主張しています。

よくある話です。そして、ここが大切。

意識もまた、断固として、左の奥歯を噛むように主張して譲りません。

私は、割り箸を用意し、それを噛んでいただきました。十回ほど噛みましたら、この方の背中に、いたけだかに居座っていた竹の棒は、静かにその姿を消しました。


ところで、私は、歯茎のマッサージ、噛む、顎関節をよく動かすのが、頭蓋をはじめ、脊柱、骨盤、膝、足関節、手足の指関節などの骨格を調整し、頭脳、神経の働きを活性化するエネルギーを始動すると知っています。

そこで、私の治療院では、骨格を調整して、こりや痛みを取り、脳脊髄神経や自律神経の働きを活性化して、脳内トラブルを解消し、心身を健康にするのに、割り箸を噛んでいただきます。

これは、皆さんの心身と、皆さんの人生にもとてもよく効きます。

そこで、皆さんが治療のために当院を訪れますと、「真ん中から左に数えて、五本目の歯でかんでください」などと、割り箸を噛まされます。

そして、「どんな感じかな……」と静かに感じながら、十回も噛みますと、脳と全身と人生がパワーアップします。

私の治療院では、新鮮な割り箸を用意して、皆さんを待っています。

私たちは知恵そのものです。知恵はアイデア、工夫、チャンスとして、いつでも私たちの許にいっぱいあります。それに、人はなかなか気がつかないだけです。

目的をハッキリさせると、私たちによって、それが造り出され、私たちの目の前に出て来ます。

「ほら、これだよ」。

しかし、それを選択するかしないかを決めるのも私たちです。

魔法の振り子

○振り子を振る

誰でも確認するのに慣れてきますと、項目の量が多くなります。すると、答えが頭の引き出しからはみ出して、目的の答えを確認するのに時間がかかります。

そこで、大量の項目を確認するのに、私は振り子を使います。

私は、およそ三十年もの間、振り子を振っています。

慣れというのは不思議なものです。実は、項目表に手をかざすと、手がその答えに引かれて、目的の答えに行き当たります。

でも、そんなのいやらしいので、いつもは、いつもの振り子をいつもの通り三十年、飽きずに振っています。

普通、振り子は三角錐のプラスティックで、五グラムほどのものを使います。

キーホルダーでも、自分の顎でも、腰でも、振れるものなら何でも振ります。面倒ならば、「愛棒」を振ってしまいます。「愛棒」は孫悟空の如意棒みたいなもので、振り子の代わりにもなってくれます。

振り子を使う場合、目的をハッキリさせたら、「愛棒」に、左手の指で、項目表のインデックスを示し、横に並んだたくさんの項目に向かって振り子を縦に振り込んでいきます。振り子は、答えに引かれるように、左右に振られ、やがて、必要な項目の上でホバリングし、「これだよ」と教えてくれます。

感覚的には、獲物を追いかけるワンちゃんのように、答えを求めて左右に転げながら生き生きと走りまわります。

あらかじめ用意している一〇〇ほどの項目表の中から、私たちが目的を体験する、簡単で、オモシロくて、楽しい、トボケた項目に行き着くのに、だいたい十秒ほどかかります。

項目表の中に、私たちが、目的を体験する項目がない場合は、振り子が、目的を見失ったワンちゃんのように、左右にあっちへ行ったり、こっちへ行ったり、クンクン匂いを嗅ぎながら、うろうろします。

その時は、項目表のインデックスに戻って、別の項目表に変えるか、目的を再確認します。必要な項目がなければ、手を振る場合と同じように、新しい項目を追加する場合もあります。こうして、私の項目は増えつづけるのです。

目的をハッキリさせ、新しい項目を目の前に与えますと、振り子は、また元気に動きます。この辺りは、振り子も、ワンちゃんも、私たち人間も、「愛棒」も、まったく同じです。

この本の健康法の項目表も、振り子を振って確認することができます。基本をおさえた簡単な項目表なので、振り子の練習によいでしょう。

○夢を振り解く

私たちは意識（生命）であり、夢はその意識現象です。エドガー・ケイシーは何か大きな出来事が起こる前に、私たちは予兆の夢をみていると言います。

私は十五年も前に「ドリーム・レッスン」（たま出版）という夢の本を書きました。これは私の最高傑作と言われています。

二十歳位のお嬢さん向けに書いたものですが、実はお嬢さんたちは読んでくれません。不思議なことに、お医者さんとか、会社の社長など要職にある方々が最大の読者です。

夢は「愛棒」からのメッセージです。私たちは普通、昼間は自分の考えという制限で意識を覆い、「愛棒」の話を聞こうともしないで生活しています。

そこで、「愛棒」は、私たちの考える働きを担っている顕在意識が眠っているときに、夢で、私たちが選択し、体験している今の肉体の状態、感情、想い、精神的な態度。今、必要な過去の記憶、未来の透視、予知などを伝えてくれます。

私たちは、自分の理想と目的をハッキリさせていないと、私たち一人一人のまったく自由な決めつけの癖、まったく自由な思いこみの癖、まったく自由な感じこみの癖をそのまま体験してしまう仕組みを生きています。その体験が人生です。

夢は、私たちが今、どんな体験を選択しているかをみせてくれています。

夢がみせてくれた自分がしてしまった選択が気に入らなければ、今、新しい、希望に満ちた選択をすればよいのです。

その新しい選択が、これからの体験になります。

ということは、夢をみた私たちが、自分の過去の選択を訂正するのです。

皆さんがみた夢の解釈を頼まれて、私と皆さんと愛棒の三者によって造り出す解釈は、それが正しいとか、間違っているとかではありません。

この夢の解釈が、この夢をみた人ばかりか、皆さんの過去、現在、未来のお役に立ちますように願っています。

私たちが眠ってみる夢も、世界中の人々の心身の健康と楽しい生活への展望を提供しているのです。

皆さんのみる夢は、世界中の人々への贈り物です。

そこで、私たちの未来への展望、私たちの将来の希望は「夢」というのでしょう。

思い出してください。「生命・意識・愛」の連続性が、「時間・空間・働き」です。私たちは、「今・ここ」に連続して存在している「すべてで一つ」です。

私たちは、「今・ここ」を自分が見たいように見て、自分が見ているように体験している「生命・意識・愛」です。

「生命・意識・愛」って、「どんな感じかな……」。

私たちは、この今の人生という夢の中で、今の自分の自由な決めつけ、今の自分の自由な思いこみ、今の自分の自由な感じこみで、自分の過去の選択を塗り替えます。すると、私たちの未来の体験も変化します。当然ですね。

私たちは、皆で、それが、「どんな感じかな……」と楽しむ夢をみているのです。いいですか。今、こうして、自分の過去を変えてしまうのです。

過去って、今の中にあります。

私たちには、この今しかないのです。

過去も、未来もこの今、私たちが造り上げるものです。

○夢を役立たせる

私が皆さんのみた夢の情報を解釈するときには、皆さんは気がつかないでしょうが、皆さんの魂とともに、両手か、振り子か、愛棒を振って、夢をみた人のお役に立つ情報を差し上げています。

実は、この人生は魂がみている夢です。

そこで、私が理解できないような人生経験をしている方からの人生相談を受けますと、愛棒とともに、その人は、この人生で、どんな夢をみているのか、夢のチャートを使って見せていただきます。

時には目的をハッキリさせ、ご希望される方の夢を、私が眠ってみることもあります。

夜みる夢は全部解釈する必要はありません。毎日の生活の、一日の出来事が全部重要なことばかりではないのと同じです。

人は、それぞれに一生を通していろいろなことが起き、それを体験します。それらは、私たちの魂の必要な体験なので、そうならないようにしようと、なんとかすることだけに精力を注いでしまうのはもったいないことです。

日々の生活の中で、何が起きてもいいような対応をどんどんしながら、その場、その時の体験を積極的に楽しみます。

病気にならないように健康法をするのではなく、自分は生命であり、自分の生命は健康であるから、積極的に健康法を楽しむのです。

悪いことが起きないようにするのではなく、この今、良いことをどんどん造ってしまうのです。

○夢のチャート

これは、完成されたものではありません。単に、私が皆さんの夢を解くときに使っているチャートを簡潔にしたものです。

私はこのチャートを使って、毎日のように、多くの人々の夢を解いています。

また、皆さんの人生という夢を解くときに使います。

一般に、私たちが、寝てみる夢は、ほんの短い時間に、多くの情報が送られてきているのに、その内のほんの一部しか記憶に残っていません。そこで、愛棒とこんなやり取りから始めます。

はじめに　　この夢の意味がわかる。連想されてわかる。充分ではない。

登場した人・物　⇦　夢をみた人。　夢に出てきた人、生き物、物。一般の人。

愛棒からの連絡 ⇦ 現在の確認。 このままでよい。行動。参加。変化。対応。

過去の体験。 前世。出産時。幼少時。学童期。青春期。壮年期。

未来の体験。 予知。

選択とその体験 ⇦ 生命・意識。 すべては一つ。慈しみの表現。連続性。知恵。

心の癖。 非難。批判。否定。疑い。こだわり。被害者意識。
善悪・正邪の判定。好き・嫌い。嘲り。

感情。 怒り。怖れ。不安。悲しみ。平安。喜び。

肉体。 ほとんど感じていない。
項目表で確認する。

態度。 いじめ。嫌がらせ。怠慢。逃げ、やり過ぎ。

対応（魂の喜び）

気になる人に無言の圧力をかけている。

⇦

やさしさ（思いやり。気遣い。慈しみ）。
忍耐（理解、許し）。
辛抱（支え合う）。
希望（キラメキ）を今ここに感じる。
瞑想。祈り。明示。積極的な言葉の繰り返し。楽しむ。遊ぶ。
そこにあるそのままを、そのまんまに感じる。大丈夫。肉体。今。

⇦

理想をハッキリさせる。
目的をハッキリさせる。
存在感（祝福、感謝、感動、活き活き、オモシロガル、自信）。
一体感（静けさ、自由自在、変化）。
信頼感（豊さ、充足）。
気づき。　私たちは、一人一人皆スバラシイ存在。

※このチャートの使い方は、項目表の使い方と同じです。

例えば、ある方が、こんな夢をみました。
すでに亡くなられたお父さんが両手を机について、こちらを見て怒っています。
その方は、父は私に向かって怒っているのですかと心配されています。

「この夢の意味がわかりますか」
「わかる」

「夢の中のお父さんは誰を表していますか」
「夢をみた人」

「いつのことですか」
「現在の状況」

「どんな状況ですか」

「現在の状況への対応をしていない」

「問題点は何ですか」

「怒りの感情」

「どんな対応をすると、魂は喜びますか」

「祝福・感謝。そして、具体的な行動」


その方は、緊急に対応を迫られている複雑な人間関係の問題を抱えていました。ところが、相手への対応はそっちのけで、相手への怒りの渦の中にいました。夢の中で、本人はただ眺めているだけです。これは、夢は問題解決への具体的な行動を促しています。

お父さんは本人の父性を表しています。理性的な判断、対応、行動で前進するのが父性です。

念のため、母性は受け入れ、育み、まき散らしていきます。

この夢の解釈は、三十秒ほどかかりました。

○希望の夢

私が夢についての相談を受けたとき、一番大切にしているのは相談なさる方の魂とその人との間の通訳になることです。

私は、この夢がこの方の今の生活とこれからの人生に具体的なお役に立つ通訳であるように心がけています。

人生は自分の選択とその体験です。私たちが人々のお役に立つ選択をしますと、世界中の人々のお役に立つ体験をします。

私の人生相談や健康相談は、相談にお見えの方と、私と、愛棒との三者面談になります。

例えば、アルコールの依存症を治したい人に、私はこうして治しましょうなどとは言いません。また、アルコールを飲むのに反対もしません。

この人は今生でアルコールに依存するという体験を生まれてくる前に選択し、それを体験している夢をみているのです。

ご相談にお見えになりますと、人によっても違うのですが、私はアルコールを飲むときにどんな感じがするかを聞きます。

その人が、人生の来し方で、どんなつらい体験があったかを聞きます。

そして、どんなアルコール飲料をどのように飲むかを聞き、アルコールにまつわる楽しい話をします。

これだけ。

依存症をナントカしようとはしません。

さて、これからが夢のチャートの出番です。夜みる夢も、魂がみている人生という夢も、同じチャートを使います。

私たちの「愛棒」がチャートで答えてくれます。

その人は現実という夢の中で次のような体験を選択しています。

不安。

被害者意識（自分の決めつけ、思いこみ、感じこみ以外の誰かが、何かが自分に影響を与えているという考え、感じ)。
家族の誰かに、のべつまくなし、無言の圧力をかけている自分。

それに対するチャートからの「愛棒」の対応は次のとおりです。
理想との一体感の生活。
目的をハッキリさせる。
「希望そのもの」を感じ、「希望」を意識する。
「人生は遊び」と感じる。
「自分は、いつも助けられている」と感じる。

定期的な右腹部へのヒマシ油の湿布。
肉体の動きを感じる歩行などの対応が出てきました。

念のため、私が皆さんの夢のお話をお聞きしますと、「希望」はこんな感じです。
自分は、動けないような所、狭い所、暗い所にいます。
自分のまわりの人々や社会は動いています。

遠くの山の重なりの間に太陽光を反射して、キラキラと輝いている海あるいは湖が見えています。

さて、このような夢はみた人の心の中に、今「希望」から離れている状態を表しています。しかも自分は動けない状態です。

私は心身の治療の一環として「希望」が必要な方に次のようにやっていただきます。

あの「キラキラと輝いている海」が、「来た来た、来た来た、来た来た。自分の心の中に、体の中に、自分のまわりに、いっぱい来テル。ワースゴイ」。

そう感じますと、「希望」そのものがキラキラと働いて体のひずみがとれます。心身に元気があふれます。

こうして、自分が「希望」になってしまうのです。

どうぞ、皆さん、アレコレ考えて希望を待っていないでください。

自分の心身を通して「希望」をどんどん働かせるのです。

今度は、その「キラキラと輝く希望」をまわりの人々にキラキラと差し上げます。

この方は、この人生で、不安がどんな感じがするかをたくさん体験する選択をしているスバラシイ存在です。

この方は、自分が選択している不安をじっくりと感じてしまわないで、心の奥に閉じ込めています。そこで、次々と不安な体験をしつづけます。

しかも、身近にいる人に無言の圧力をかけ、被害者に仕立てて、不安がらせています。

私たちは、この世界へ、自由自在に決めつけ、思いこみ、感じこみをする自分自身を体験しにきています。自分が「知恵と慈しみ」であるという充足を感じたいから、それがオモシロイから、その体験が楽しいから。

私たちの魂は、こうして肉体を持ち、この今の肉体の感じをじっくりと体験していたいのです。それをヒトコトで言いますと、「自分自身」をそのまんまに感じたいからです。

立ち居振る舞いの感じ。怒りや怖れ、悲しみの感じ。

カメラのレンズが被写体をただ見ている感じの視覚。

マイクがまわりの音をただ聞いている感じの聴覚。

同様に、味覚、嗅覚、触覚。

すると、これらのすべての感じを体験している自分に気がつきます。自分の「考え」ではない「ほんとの自分」です。「知恵と慈しみ」として、永遠に存在している自分です。

「どんな感じかな……」と観じている自分です。

その自分は「このままで、本当に大丈夫」の感じに充足します。


このホントの自分は生まれる前から、この今まで、ずっといっしょに生活して、「自分の今」を支えつづけていたのです。

ところが、自分が体験している困難な状況について、あれやこれやと考えるのに夢中になっていたので、「自分の今」に気がつかなくなっていたのです。

このほんとの自分が意識されますと、このままに充足します。この、このまんまで大丈夫という充足感が、混乱している自分を癒してくれます。

こうして今を充実させますと、過去はどうでもよくなり、不安が消え、よく眠れるようになり、アルコールに依存しない体験がやってきます。


この方のように、これまでに体験した、たくさんの困難の末に手に入れた「愛がいっぱい」の貴重な体験が、これから他の困っている大勢の人々の役に立ちます。

このために、アルコールに依存する体験を選択しました。アルコールに依存するという体験のために、とんでもない出来事が自分に起きるのを選択しました。そのすべての選択を体験験する人生を自分が選んでいたのです。

コトバだけではない。物語ではない。筆舌に尽くしがたい苦しい体験の末に、ボロボロになって、コトバにならない「自分自身」に、再び出会ったのです。

そのどんな時にも、「愛がいっぱい」に助けられていた自分に気がついたのです。

○神のご意志

私はその方から「自分の意志ではなく、神のご意志が行われますように……」とはどういう意味ですかと聞かれました。


私の答え。

私たちの「知恵と慈しみの働き」が私たちの「理想」です。

その「理想」こそ神のご意志です。

まず、自分の「理想」をハッキリさせます。

その「理想」になりきります。

これは簡単です。自分は、自分が決めたその「理想」なのだと決めつけ、思いこみ、感じこむのです。これが、「神のご意志との一体感」です。「理想」といっしょに生活していれば、私たちは、今、どこへも行かなくていいのです。今のこのままで、ここにいるだけで充足します。

例えば、「愛がいっぱい」が自分の「理想」と決めつけ、思いこみ、感じこみますと、いつも「愛がいっぱい」といっしょにいます。「愛」を外に求めるとか、「愛」について悩むことが一切なくなって、「愛」に充ち足ります。これが「愛がいっぱい」の人生です。

そして、自分が自分の「理想」とともに「何を体験するか」という目的をハッキリさせます。

すると、私たちがナントカしなくても、その目的のところで「理想」が活き活きと働いてくれます。

要するに、「愛がいっぱい」が、目的の人や場を活性化して、どんどん働いてくれます。それは、「ヘェー」という体験です。

そして、不思議なことに、アイデア、工夫、チャンスが、あちらこちらからやってきます。

それを、自分らしいアイデアで自分らしい工夫を加えて自分らしくチャンスをつかんで、オモシロガッテ、せっせせっせと自分らしく行動します。

こうして自分らしい日々が充実し、祝福、感謝、感動する生活を体験します。

自分がナントカする生活をするのではなく自分を通して、神のご意志（理想）が働かれる生活を体験するのです。

それが何と、「ナニヨこれ」という思いもかけないトボケた体験です。

こうして私たちは、自分がハッキリさせた「理想」とともに、日々に、オモシロガッテ、世界中の人々のお役に立つ生活を体験します。

それは、自分の大切な「愛がいっぱい」を人に、場所に、出来事に無条件で、自分らしい方法で、どんどん、遠慮なく差し上げる自由自在の生活です。

いいですか。自分が「愛がいっぱい」を指揮して、「愛がいっぱい」に「愛」を奏でてもらうのです。

もう一言。私は指揮者（治療師）です。患者さんの心と、肉体の組織、器官、臓器という名演奏家を「どんな感じかな……」と感じながら指揮をとり、皆で「愛がいっぱい」を活き活きと演奏していただく指揮者です。

「愛がいっぱい」を奏でますと、傷ついたり、不当に扱われている心や肉体の組織、器官、臓器が、ひとりでに活性化します。

私は「何かの原因の結果」傷ついたり、不当に扱われている心や肉体の組織、器官、臓器を非難、批判、否定して、「結果」の方をナントカしようとはしません。

ひたすら、「結果」といっしょに「愛がいっぱい」を感じて、「愛」を「結果」といっしょに演奏します。ワースゴイ。これは、祝福、感謝、感動の体験です。

こうして、みんなでいっしょに「愛」という「原因」を造り、奏でます。

みんなでいっしょに「愛がいっぱい」の演奏をします。


長崎チャンポンという食べ物は、最初から丼に具が全部入っています。それを、一つ一つ別々に食べようが、二つ三つ同時に食べようが自由です。

この人生というチャンポンは、「理想」がご飯で「どんな感じかな……」という味付けで食べていただく丼です。

「いただきます」は「ウマクイクニキマッテイル」です。そして、「みんな自分、皆いっしょ、さあ……うん」というリズムを忘れないでください。

ではどうぞ、「ワンワンワンワン」とおいしく食べてください。そんな感じです。

「理想（愛がいっぱい）」「目的」「アイデア、工夫、チャンス」「行動」「体験」「どんな感じかな……」「祝福」「感謝」「感動」「体験」「理想（愛がいっぱい）」「目的」「アイデア、工夫、チャンス」「行動」「体験」「どんな感じかな……」「祝福」「感謝」「感動」「体験」「理想（愛がいっぱい）」……。

○つけたし

神は、私たちの「愛」です。「愛」は無条件です。

神は私たちの「生命」です。活き活きとした働きです。

神は私たちの「意識」です。私たちの決めつけ、思いこみ、感じこみを体験させてくれます。

神は私たちの「愛・生命・意識の働きの壮麗な仕組み」です。

この「仕組み」を造られて運用されている神のご意志に沿うように生活する体験をしたくて、この地上に肉体を持って生活しているのが私たちの魂です。

私たちは、自分が「知恵と慈しみの働き」そのものという体験をしたいのです。

そこでいつも、自分の決めつけ、思いこみ、感じこみを「知恵と慈しみの働き」に合わせようとして、「神の御意志が自分を通して働かれています」と祈ります。

いいですか。一切の制限をしない「無条件の愛」は、この今、働いています。

私たちが、その「無条件の愛」を、このまんま無条件でどんどん働かすのです。

「愛」の働きを制限し、条件を付けるのは私たちです。

日々の、私たちの条件付きの決めつけ、思いこみ、感じこみが私たちの意志です。


皆さん、「無条件の愛の働き」を待っていないでください。

この今です。私たちが無条件に「愛」をこき使うときは。


それを具体的に生活するには、私たちが、無条件に「愛」を感じ、「愛」の働かれる人や場をこの人、ここと指定して「愛」を働かせるのです。

すると、「愛」が自分を通し、自分を使って働いてくれます。

それは、「どんな感じかな……」です。

「愛」は同時に私たちにも働きます。こうして、私たちは心身とも元気に生活します。


私たちの愛は条件つきです。愛するに値するか、愛したらどんな良いことがあるかと自分本位に考えて愛します。

愛するとはどういうことかなどと考えて、自分がナントカしよう、自分がナントカしなければと考えます。

私たちの考えは無条件の愛を制限し、その働きを制約するカーテン、シールド、覆いです。この覆いの中にいる限り「希望の輝き」が感じられません。

これが私たちの不安、被害者意識、身近な人への無言の圧力、依存症のもとです。

こうして、私たちは活き活きとした「愛」の働きを、自分の心の奥に閉じ込め、心身ともに疲れます。


私たちはみんな、このままで「無条件の愛」そのものです。そう決めつけ、そう思いこみ、そう感じこむ体験を選択し、「愛をこき使って」人々のお役に立つ目的をハッキリさせ、「愛」とともに生活します。

いいですか。「愛」の働きは完全です。私たちがすべてを選択し、その結果を体験しています。そこで、この今を、私たちの選択の完全な結果と認め、充分に「どんな感じかな……」と感じてください。

その感じを「愛」にすっかり観じてもらうのが「愛」の人生です。


もう一つ、つけたしがあります。

先ほどのキラキラ輝くのは、希望の一つの感覚です。

皆さんがみる希望の夢の代表に、こんなのもあります。

自分は、底の方の暗くて、狭い所にいます。何らかの方法で、だんだん上にあがってきて、だんだん明るくなり、だんだん展望が開け、美しいものがたくさんある広々した所で、自由に動きまわれる自分を感じます。

「希望」は、いつも、私たちを理解し、支えてくれます。「希望」はやさしいのです。

「希望」は、明るく、私たちを押し上げてくれる自然な力です。

多くの人が、困っている時に、希望の夢をみています。

私たちはみんな自分自身に支えられて生活しています。

お役に立ちたくて

冬の北海道へ行ったら、寒いに決まっています。

その寒さへの対応をしていますと、寒さを楽しめます。

夏の沖縄へ行ったら、暑いに決まっています。

その暑さへの対応をしていますと、暑さをオモシロガレます。

地球にやって来て、肉体を持ったら、ヒキコモゴモ、いろいろオキるに決まっています。

それへの対応をしていますと、ヒキコモゴモ、いろいろオキる毎日を積極的にオモシロガレます。そうしますと、この人生は楽しいものです。


これから、お読みいただく文章は、一つひとつ独立しています。それぞれに、皆さんが日々に体験している人生への具体的な対応です。

どうぞ、お役に立てて、この人生をオモシロガッテください。

夢

○意識を売る男

私は意識を売って生活している治療師です。

夢は意識現象なので、ついでに夢も売っています。これは人々になかなか理解されません。

でも、もう三十年もこんなことをやっています。

ヒョイと寝て、その方の抱えている問題を夢でみさせていただいてお役に立っているのです。

・中年の患者さんが来られました。側腹部、やや後ろに、小判型に盛り上がった茶色のかゆい、かなり大きな皮膚炎が出来ています。
それを治す夢をみせていただきました。

地面の表面に、マレインの芽が出てきました。それですぐにわかったのです。

早速、わが家に生えているマレインを持ってきて、その方にマレインの湿布の方法を説明し、マレインのお茶を飲んでいただきました。

するとたちまちかゆみが止まり、一週間もかからずに消えてしまいました（「エドガー・ケイシーの人生を変える健康法」たま出版　三四二頁参照　マレイン＝ビロードモウスイカ。ときにはマリンとも言います）。

・人生相談に来られた悩める若者の夢をみせていただきました。
分厚いジュラルミンの甲のてんとう虫が出てきました。ネバナラナイという強固な枠の中に、弱々しい本人がいたのです。

・今の職業の前世のことを知りたいと言って、患者さんが来られました。
その方の前世を夢でみさせていただきました。

その方は、国の中央に出て官吏になるのが出世という時代の中国の辺境の地に育った青年でした。言葉の違う故郷から中央に出てきて、何年もかけて難しい試験を受けましたが、合格できなかったのです。

そこには、さまざまな差別がありました。やがて失意のうちに故郷へ帰り、病を得て亡くなりました。

この方の前世の夢をみさせていただいた私はまったく知らなかったのですが、今生のその方は、七カ国語を操り、差別を一生のテーマとして研究をつづけ、立派な業績を挙げておられる方でした。

・私は、一年に一、二度、喉風邪をひきます。これは、私にとっての必要な人生体験です。そんなものと受けとめていますので、苦にはなりません。

今年は、咳が長引くので、意識に頼んで夢をみせてもらいました。

さて、これは大切なことです。病気を治されるのはお医者さんの仕事です。私は治療師ですので、皆さんの健康法や自分の心身の不調のとり方に興味があります。でも、皆さんの病気は治しません。

食べ物や体操で皆さんを元気にしますが、決して薬は使いません。薬の話は言下にお断りします。医学的な話にも乗りません。医学的な理解力がないからです。

ここでは、実際に夢に出て来た夢の利用の仕方をお伝えしています。皆さんは、病気治しや薬の夢は無視してください。そして、医学的、薬学的な治療法は、必ず、医師、薬剤師にお任せください。

いいですか。この日本国では皆さんを健康にする薬のことは、医師か薬剤師とよく相談されるのが基本です。自分勝手に判断しますと、とんでもないことになりかねません。

夢にハッキリとした治し方は出てきませんでした。ところが次の日、昼の食事が遅くなって食べることになりました。何気なくテレビをつけますと、漢方の先生が風邪の後期に効く漢方薬の話をしていました。

夢のまた夢とは、この世のことを言います。この世は、私たちの魂（潜在意識）がみている夢です。魂（潜在意識）に、夢の中で教えてくれるように聞けば、魂（潜在意識）は、この世という夢の中ででも教えてくれます。

帰りに漢方薬を置いている薬局に寄って、そのテレビ番組で勧められていた薬を買いました。

寝る前に飲んで、朝には咳が出なくなっていました。

もちろん、私は皆さんの夢も聞いて差し上げています。

・若いお母さんが来られ、ご自分の夢について語られました。
男性の俳優が自分の手を取り、きれいな池の中でダンスを踊ってくれます。そして耳元で「あなたは何も悪くないよ。大丈夫。」とささやいてくれるというのです。

このお母さんは、障害のある子どもを授かって育てておられました。何か自分が悪かったから、子どもが障害を持って生まれてきたと悩まれていたのです。

魂は、お母さんは何も悪くない、大丈夫と言ってくれているのです。

この子を育てる体験は、子どもの魂と母親の魂との合意で成り立ち、今、お互いの魂にとって必要な体験をしているところです。この子とかかわり合う私たちはみんなで、この子とともに、みんなが幸福になる積極的な体験を造り、みんなでそれを楽しむのが人生です。

きれいな池のきれいな水は、生命・意識・人生・生活を表しています。

○みんなで一つの意識を生きている

「意識」とは、私たちを生かしている「生命」です。

私たちは、宇宙よりもデッカイ「すべてで一つの意識」をみんなで生きています。私たちはこの「一つ」という「意識」です。「すべてで一つ」とは、ズーッと「連続している一つ」ということです。

それは、日頃の私たちの無意識の決めつけ、無意識の思いこみ、無意識の感じこみのとおりに私たちの日々の体験を造ってくれる働きです。

その意識（生命）を、私は「造る知恵と慈しみの働き」と表現しています。私たちが、この「造る知恵と慈しみの働き」なのです。

これを、世界中の人々に知っていただき、意識を活用して生活されるようにするのが、私の生涯をかけた人生の目的です。


意識は、その働きによって、超意識、潜在意識、顕在意識の三つに分けて考えられています。連続しているので、それぞれの意識とともに全体の意識が存在しています。

おおざっぱに言えば、超意識は霊（すべてのもとになっている働き）。潜在意識は魂（すべてのもとである霊が、個々の魂となって体験を重ねている部分。霊の出っ張りのような存在。一人一人の人生の設計者、総元締）。

顕在意識はメンタル体と呼ぶ体を持っています。メンタル体と肉体はくっついています。メンタル体も肉体も、魂の地球への出張体です。そこで、私たち人間は霊、魂、体を同時に生きている存在です。

霊は「造る知恵と慈しみの働き」そのもの。言葉をかえると「造りだす力」そのものです。私たちの日頃の無意識の決めつけ、無意識の思いこみ、無意識の感じこみを、これからの現実の体験に造ってくれます。

個々の魂はそれぞれに、他の魂とは違う体験を造り出してきました。そこで、それぞれの人が自分で造って体験している記憶には、それぞれの人の個性があります。魂（潜在意識）

は「造る知恵と慈しみの働き」の体験の「記憶庫」なのです。

それぞれの魂は、地球に肉体を派遣して体験を重ねます。それが私たちです。そこで、私たち一人一人はそれぞれの体験の違いによる個性があります。私たちはお互いに違っていてこそ尊重されるスバラシイ存在なのです。

ここでいう、「造る知恵と慈しみの働き」はケイシー流に「愛と法則」とも、「神」とも、「光」ともいう働き、この宇宙の仕組み、その仕組みを働かせている「一つ」という「生命エネルギー」です。


私たちが、光ばかりの世界にいては、光を体験することができません。闇を体験することによって初めて光の体験ができます。

同様に、愛ばかりしかなければ、愛を体験することができません。

そこで愛を体験したい「愛」は、愛ばかりではない体験の世界を造りました。

魂が愛を体験するためには、この地上のように、とんでもないことが次から次へと起きる、愛が見えない世界が必要なのです。

どうしても愛を体験したい魂は、つまり私たちの魂は、自分が愛そのものであり、とてつもなくスバラシイ存在であることを忘れる体験を選んで、この地上で愛を具体的に、そして積極的に体験する生活を選択しました。

皆さん一人一人は、このままで、言葉では言い尽くせない「愛」というスバラシイ存在です。あえて、それを忘れる体験を志願することによって、この地上で愛を表現する生活を積極的に体験しているとてつもなく貴重な存在です。

そこで、日々に、とんでもない人、とんでもない出来事と出合うのは、それこそ、自分が愛を表現し、愛の体験をするまたとない機会です。その機会を自分が造ったのです。その機会こそは祝福されるべきです。その機会に感謝し感動します。こうして、感謝、感動という愛の体験をしっかりしてしまうと、魂はその体験を記憶します。これが魂が選択した愛の体験です。こうして、この壮大な宇宙の仕組みが発展していきます。

例えば、金銭に対するさまざまな体験を積んでしまったら、これからの生涯で金銭問題で悩む機会がなくなります。来生は金銭のほうから追いかけられるような体験を選択するでしょう。そして別の課題を選択し、その課題に沿っている人生を体験します。

ところが、自分が造って、自分のところにやってきたとんでもない人や、とんでもない出来事を非難し、批判し、疑い、否定している限り、愛の体験を避けていることになります。これは、自分自身を非難、批判、疑い、否定していることになります。

すると、愛の体験をしたい自分の魂が、いつまでも、そのいやな体験を造ります。こうして、いつまでも、そのとんでもない体験をしつづけます。

そこでいつも今、眼前のすべてをまたとない貴重な機会ととらえる生活をしてみてください。

私は、それを「そこにあるそのままを、そのまんまに感じ、認め、それを祝福し、感謝し、感動する」と言います。私たちが、その祝福の体験を繰り返し、無意識に、ごく自然に祝福しているような癖を造ってしまうのです。

あとは、目的をハッキリさせ、自分が愛を感じながら、目的を体験するための自分らしい必要な対応を、せっせと、積極的に「行動」します。これが魂の喜ぶ地上の生活体験です。

○魂からの連絡

いつも愛を感じ、愛を意識しているのは、私たちの「理想の状態」です。

そしてこれから、どういう体験をしたいかをハッキリ決めるのを、「目的をハッキリさせる」と言います。すると、「愛」は、私たちがハッキリさせた体験を造ってくれます。

そして、魂は私たちを通して、愛を体験し、それを記憶します。私たちがいつもそう生きるのは、魂にとっては大切な生き方です。そこで、魂は今、私たちが何を意識しているのかに非常な関心を持っています。

私たちの魂は四六時中、私たちが気づきにくい自分の肉体の状態、自分の心の持ち方、神や他の人々への接し方の状態などを知らせてくれます。

夢は、その一つの方法です。

どちらかというと判断しにくい面がありますが、緊急の場合とか、このままでいいよという連絡とか、自分が気づいていない事実を気づかせる場合とか、自分が知らない未来の予知、前世や死後の生活、来生などに関する情報を伝える場合などには欠かすことができない連絡法です。

リーディングは人生で何か大きなことが起きる前に、私たちはそれに関する夢をみていると言います。そこで悪夢をみたら、自分の心身の状態や自分の生活への今の対応に充分注意する必要があります。

また当たり前ですが、今の心身の健康に必要なことを魂に聞くと、魂はチョイと気軽に答えてくれるものです（「超『意識活用』健康法」たま出版　参照）。

さて、よく夢をみないとか、夢の記録ができないという話を聞きます。これは、夢をみよう、記録しようとする気迫の問題です。意識を働かせ、それを活用するには、瞑想や祈りや覚醒などもすべて気迫が必要です。

夢の場合も、ナントカ夢がみられるといいな、みた夢の記録ができればいいなぐらいでは、それを体験にすることはできないでしょう。魂もそんなお調子には乗ってくれません。どうしてもそれを体験にするように自分自身を追い込んでください。

終戦後ほどなく、私は社会生活を始めましたが、当時は物がない時代で、時計を持っていませんでした。それでも起きる時間を決めたら、その時間に起きられたので遅刻した記憶はありません。

その頃は東京でも鶏を飼っている家が多かったのです。鶏たちも、それぞれに、起きる時間を決めているのか、どの家の鶏が鳴いたら何時と決まっていました。当時は、鶏も私も、その気迫で生きていたのです。

今でも私は目覚まし時計よりも早く目が覚めています。

○夢を診る

夢を生活に活かすためには、魂が、体験（夢）を造りやすいように工夫してください。

・理想をシッカリと意識し、目的をハッキリさせます。すると、それに添う夢をみます。
・現在、自分が抱えている問題を整理しておきます。
・枕元に鉛筆とメモをおきます。
・目を開けずに手探りで夢の要点だけを書きとめる練習をします。
・必ず夢を記録しようと決意します。

夢は、夜、眠りに入るとき、あるいは朝、まどろみのときにみます。これは昼間活動している顕在意識が、魂（潜在意識）と出合うときです。

・寝入りばな、ウトッとしたとき、自分の意識に映っているイメージを書きます。または目覚めどき、目的を意識し、再びトロッとしたとき、意識に映っているイメージを書いてください。

魂は、夢で連想と象徴を使います。

それは当然、個人個人によって異なっています。しかし、その意味を理解するのは難しいことではありません。ごく一部を述べますと、こんな具合です。

・父、母は自分の意識の父性、母性などを表します。
・子どもは自分の幼い意識状態、感情など。
・動物はそれが持つ性質の表す自分の意識状態、感情、能力など。

・水は意識、生命、霊性、精神性、浄化、変化、排せつなどを表します。
・行き先がハッキリしない電車は目的がハッキリしていないなど。
・追いかけられるのは、やることをやっていないなど。
・古い家、古い道具などは、もう卒業しなくてはいけないこだわりなど。
・上昇、下降。天から降りてくる。開かれている、閉じられている。傍観している、参加している。明るい、暗い、清潔、乱雑、汚れているなどは、今の肉体や生活状態、精神状態などを表しています。

私は、夢の解釈を頭では考えません。積極的に、魂（潜在意識）に聞きます。すると、一部しか覚えていない夢の解釈もできます。

また、夢解釈は、夢をみた人の今とこれからのお役に立たなければオモシロクナイでしょう。

美しい人に

○「インナー・ビューティー革命」（たま出版）から

美しさとはうちから湧きでるもので
外面の造作のことではない
みた目の美しさはやがて色あせる
しかし
命の美しさ、人間の美しさは
その人間性を通して光り輝き
決して色あせることのない美を与えつづける

外見や顔形を整えようとする前に
人は自分の理想を整えなければならない

魂の奥底が輝きだすならば
外見の美しさは自然に現れるものだから
エドガー・ケイシー

○人を癒す

私は治療師です。でも、ご存知のとおり私は病気を治してはいません。

私は、自分の意識を整え、病気の人の意識をこだわりの癖、あるいは考えの檻から解放して、その人の意識が自分の不調を治すようにして差し上げる治療師。

自分と病気の人の意識を変えるのが私の治療です。


ここで、意識を変えると言っていますが、これは言葉のアヤです。

私は意識(生命)の仕組みと働きについて説明し、その働きを実際に体験していただき、ご自分で、今のご自分の肉体の感じをよく感じていただきます。

すると、生命(意識)が働いて、人は心身ともに元気になります。


意識(生命)は「健康を造る働き、その仕組み」です。

エドガー・ケイシーによるリーディングの治療法は、人によっていろいろに要約され、広く知られています。私は次の四項目を強調します。これはこのままで人を美しくし、日々の生活を元気にする健康法です。

●「理想」をハッキリさせます。

「理想」は、今ここで、自分として活き活きと働いている私たちの「生命・意識」に、一人一人が、それぞれに、自分らしい呼び名を付けたものです。

自分はこの今、どういう「存在」であるかという、この今の「最高の自分の在り方」・「自分の気高さのパワー」・「理想の自分の働き」をハッキリさせたもの。それが「理想」です。「理想」は、具体的な働きです。この今も、活き活きと働いています。

この今、自分の「理想」と一つになりきっている人は、間違いなく美しいのです。

そしてその「理想」とともに、自分はこれから、何を体験したいかという「目的」をハッキリ決め、それを実際に生活します。

●肉体の排せつの四つの経路（肺・大腸・腎臓・皮膚）を正常にします。

●毎日の食物の選択に気をつけます。

●脊柱を調整して、交感神経節と脊髄神経節の平衡をとります。
健康を維持するために、マッサージ、指圧、運動、体操、各種の湿布、入浴、吸入、コロニックス（腸の洗浄）などを日常の生活の中に取り入れます。

実はこれを実行すると、人はみんな、元気になり、美しくなってしまいます。

私が言うのではありません。これは、リーディングが述べているところです。


そして今、愛がいっぱいで、幸福で、日々を楽しんでいる人は間違いなく美しい人です。この「愛がいっぱい」「幸福」「ニッコリいい感じ」などが、私たちの「理想」です。どれが良いかは一人一人がハッキリ決めるものです。

「理想」をハッキリさせますと、その「理想」がせっせ、せっせと働いてくれます。この「理想」が、その人を通して働くので、「理想」をハッキリさせて生活する人は美しい人です。

○人はみんな、美しくてスバラシイ

私たちはみんなそれぞれにスバラシイ存在です。私たちの、日頃の無意識の決めつけ（口癖）、日頃の無意識の思いこみの癖、日頃の無意識の感じこみの癖を制限するものは何もありません。

私たちはみんな、それぞれが自由自在に決めつけ、思いこみ、感じこんで生活しています。

そして、意識は、それらを「造る働き」です。

私たち一人一人の日頃の無意識の決めつけ、無意識の思いこみや無意識の感じこみを、それぞれの人のこれからの体験にします。

人は、その体験の一生を過ごしているのです。


私たちは、あまりにもスバラシ過ぎ、何の制限もなく自由なので、多くの人が、無意識に、自分はスバラシクないという選択をし、無意識に、スバラシクない生活を体験しています。

そして、それがあまりにも普通なので、多くの人が、自分がスバラシイ存在として生活している事実に気がつかないのです。


それならば「自分は美しくてスバラシイという決めつけ、思いこみや感じこみを皆で選択して生活しましょうよ、ねえ」。これが、この今の私の提案です。

ケイシーのリーディングは、自分が最高に美しく、最高にスバラシイという「理想」をシッカリ決めて生活するように強調しています。

それが自分の内面を美しくする方法。この美しさが自分の心身を美しくさせます。これが私たちの最高の生活。心身の健康、美しい人生。

繰り返しますが、この今、自分はどういう存在なのかという自分の最高に美しい「理想」をハッキリさせ、そう決めつけ、そう思いこみ、そう感じこんで生活すれば、私たちはみんな、もともと美しくてスバラシイ存在なので、それを自分の生活、自分の人生で体験してしまいます。

○健康を感じていたい

私は健康という決めつけ、思いこみ、感じこみをしています。当然、健康な生活を造るため、日々に健康法をしています。

私たちの生命は健康そのものですから、健康になろうなどと考えて健康法をしているわけではありません。健康を楽しむためにオモシロガッテ健康法をしています。

そして、人々が健康になるように、皆さんに、エドガー・ケイシーのリーディングを基にした健康法をお勧めしています。

そこで私は、皆さんがどうされたら健康になるのかを意識に聞き、それを基に自分らしく工夫して皆さんのそれぞれに合う健康法を造り出し、その方法をお伝えしている毎日です。

不思議なことに、私には、皆さんが自分は健康ではないので、健康になるために健康法をするかのように感じられます。

これでは健康になろうという体験を造って、健康になろうとする人生が体験されるではありませんか。

生命・意識は、私たちの決めつけ、思いこみ、感じこみをそのまま、これからの体験にする働き、そして仕組みです。

どうぞ、「健康そのもの」をシッカリ感じながら、その自分の決めつけ、思いこみ、感じこみといっしょに健康法をしてください。私たちは、この今、健康を感じたいのです。

私は、この今、ここで健康を感じていたいから、せっせ、せっせと健康法をしています。健康って、「どんな感じかな……」。

同じように、私は豊かさという決めつけ、思いこみ、感じこみをしています。「豊かさってどんな感じかな……」と充分に感じていたいからです。

そこで、日々に自分の決めつけ、思いこみ、感じこみが豊かであるように、意識が豊かさの体験を造るようにと工夫して生活しています。

自分は豊かではないので、豊になろうなどと考えて日々を過ごしているわけではありません。

そして、皆さんが、ともに豊かであるように工夫して造り出し、その方法を、皆さんにお勧めしています。

愛も、美しさも同じです。どうぞ、この今、「愛そのもの」を感じてください。「美しさそのもの」を感じていてください。

私は、「愛がいっぱい」って「どんな感じかな……」と充分に感じていたいから、「愛をこき使っている」のです。

私たちが、自分は、今、どういう存在であるかをハッキリさせ、日々の自分の決めつけ、思いこみ、感じこみがそうなって、他の人たちみんなに、そのように生活するようにと、工夫して造り出し、その方法を、身のまわりの人々にお勧めしていますと、意識がそれを造り、私たちみんなの体験にしてくれます。

私たちはこの人生で、その体験を充分にオモシロがればよいのです。

○私たちはみんなで一つの生命・意識を生きている

私たちは生命。

生命は意識。

意識は造る働き。

生命・意識とはこの「壮大な仕組み」。


全宇宙、全次元のすべての存在が、この一つの生命、この一つの意識、この一つの仕組みを生きています。

そこで、私たち一人一人はみんなで、この同じ一つの生命の働き、この同じ一つの意識の働き、この同じ一つの仕組みの働きです。

この働きは、私たち一人一人の、日頃の決めつけ、思いこみ、感じこみを日々の体験にしてくれます。

私たち一人一人は、この「一つの生命・意識・仕組み」なので、私たちはみんな、「一つ」につながっています。あるいはみんなで、この「一つ」を構成しています。

私たちはこの今、時間、空間をひっくるめて「一つ」という最高にスバラシイ生命、意識、仕組みです。

そこで、私たち一人一人は間違いなく、この「一つ」というスバラシイ存在です。

要するに、この今、私たちは、自分の最高の決めつけ（自分が心の中に響かせている口癖）、最高の思いこみ（自分の考えの癖）、最高の感じこみ（自分の肉体の感じの癖）を生きて行くと、それを自分の体験にしてしまう存在です。

毎日、毎日「理想」を感じ、その「理想」を意識しているのが、「理想」をハッキリさせて生活している状態。

これはごく当たり前の真実です。

私たちが、これをやるのか、やらないのかの単純な選択をするだけ。

○理想が活き活きと働く

理想は一つですが、その言葉と感じは、一人一人違っていて当然です。

私の理想は存在感（祝福意識）、一体感（静けさ意識）、信頼感（豊かさ意識）という感じです。

これを全部ひっくるめて一つにしてしまえば、活き活きと働いている「広大無辺」という感じ。

それを、私は「私を通して、愛がいっぱい。この今、愛が私からあふれ出て、ここかしこで活き活きと働いている」と感じます。

愛とは、ここにあるこのままをこのまんまに、静かに、大丈夫と観じている意識。

確かに静かではありますが、生命、意識の働き、その仕組みが轟々と働いている感じがします。

ここで、轟々という表現をしましたが、ゴーゴーと音がしているわけではありません。宇宙中が勢いよく、静かに働いているという意味です。

しかも、自分との一体感ですので、自分が勢いよく働いている感じです。自分が行動を起こし、自分自身の働きが宇宙と共に変化していく感じがします。


しかも、愛とは、自分という存在そのもの。「I am」という感じです。

私たちが、いつも肉体で感じる「いる」「ある」という感じが全部「愛」。

自分の「いる」「ある」状態がこのままで「大丈夫」の感じ。

当然、私たちは、皆で、一つの「I am」。

「愛」は「I」。この宇宙中に「愛」だけが存在しています。

ということは、天上天下に「自分」だけが存在しています。私たちはみんな、「愛」「自分」という「一つ」でつながっています。


天上天下に、唯、自分という尊い「一つ」の存在が「いる」。

私たちは「みんなで一つの尊い存在」として「ある」。

立處即真。

人はみんな、今、その真実の上に立っています。

とんでもない人も、いい人も、動物も、植物も自分。それに気がついて、「すべてが一つ」に「なる」自分。

「愛」は、「自分という存在感」の意識。

考えを止めたら、そこにある意識。これが「愛」です。

宇宙のすべては、この「愛という自分」が活き活きと働いているから存在しています。そう感じ、それを意識して生活するのが美しい人生。

そういう人生を生きる人が美しい人。

美しい人になろうとしなくても、そのままで美しくなってしまいます。

いつも愛を意識していますと、愛が肉体の奥から輝き出て、愛自身が幸福で楽しく生活するからです。これをケイシーは「魂の輝き」と表現します。

こんなことは理屈や考えではありません。皆さんが自分の「理想」についてあれやこれやと考えている限り、納得しないでしょう。そして、「魂の輝き」は、あれやこれやという考えに覆われます。

この今の、「活き活きした愛の働きの感じ」を自分の「理想」として決めつけ、思いこみ、感じこんで生活してみると、ひっそり、静かに、穏やかに納得してしまいます。

そして、自分の目的をハッキリさせますと、その目的の人、目的の場に、私たちみんなの「理想」が働いてくれます。

多くの人が自分の考えや自分の感じが自分だと思っています。考えや感じは自分が使う道具。日々に実際の生活を造る道具です。

結論が出る問題については考えましょう。でも、「愛」とか「平和」とか「自分は何か」など、結論が出ないモノは積極的に観じましょう。その観じているのが、魂です。愛の働きです。

私たちは誰でもみんな自分自身の考えや感じを自由自在に使いこなす達人。
それをそのままに体験する名人。
私たちは、日々、それを実際に体験しているスバラシイ存在。

今、活き活きした愛の働きの感じを観じつづけますと、その活発な愛が自分の肉体にも、自分の心にも、自分のまわりにも、自分の環境、地球上のすべての場所で働かれているという観じを体験します。

積極的に感じるのが大切。その観じをオモシロがります。

それが癖になってしまうと、自分の外に何が起きても、ただ、自分の中にある愛の働きを静かに、おだやかに観じつづけている自分がいるのに気がつきます。

すると、この今、愛が愛自身でどんどん働いていると感じられます。

そして当然、今、自分の目的に従って、自分がする必要なことをせっせと行動しつづけます。そこに善悪、正邪はないのです。

こうして「愛の働き」の自分は静かで忙しい。

自分自身で、どんどん行動し、行動の結果、どんどん変化していかなければ愛は働けません。

私たちを通して、「愛」が働き始めると、刻一刻、何もかもが、「愛の働き」によって壮大に変化していきます。

私たちの行動の結果は、今、活き活きと働いている愛（I・自分・私）のもの。「愛」は、そこにある変化しつづけるそのままを、そのまんまに静かに観じています。

その充足感の「観」の体験は、いつも静かです。

これを壮大な美しさと観じられないでしょうか。

私たち一人一人の日頃の決めつけ、思いこみ、感じこみが「愛がいっぱい」になったとき、世界が美しくなります。

そうするのは、あなたの「愛・I・理想」です。

世界の人々の美しい未来は、私たち一人一人がそれをするのかしないのかにかかっています。

○肉体を観じる

美しさ、平安、やさしさ、愛、静けさ、光、うれしさ。これらは皆肉体の感じなので、それを言葉では説明できません。

これらは、私たちがそれについて考えてしまうと、その考えに邪魔されて、それらは活きと働けないのです。

同じように、「存在感」「一体感」「信頼感」も肉体の感じです。そこで「感」がついています。

私たちが肉体を静かに感じている時、それを観じているのは意識です。

自分の「理想」が「愛がいっぱい」と決めたら、「いっぱいの愛・I・意識、存在」が自分の肉体を通して観じているという体験をしてみましょう。

肉体の五感の感じを通して対象を観じます。
「考えない」で感じるのを「観じる」と言います。

そこにあるそのままを、そのまんまに観るのです。

例えば、自分の眼の、水晶体と網膜を通して見えている対象をそのまんま観る。
対象に文字があっても読まない。

自分の耳の、鼓膜と蝸牛を通して聞こえてくる音をそのまんま聞く。
言葉が聞こえてもそれを言葉としては聞かないで、音として聞いて観ます。

肉体の臓器や肌に感じるものをそのまま感じて観ます。
その感じについては、なにも考えません。

香りをひたすら、そのままに感じて観ます。

自分（愛・I・生命・意識）が感じている香りの感じだけをただ静かに観じます。

味を、ただ、そのままに味わって観ます。

「考えない」と、私たちの意識の奥にある魂の「観」が静かに働いて、私たち全体がやすらぎます。元気になります。

魂の奥底にある輝きがそのままに出て来て、人々は美しくなります。

この地球も美しい体験をします。

慈しみに還る頭と首の体操

皆さんがなさる、いつもの体操は、力を入れて元気に動きます。心身を鍛える。こんな感じです。

私のおすすめする体操は、心身をゆるめ、「愛」の働きを直に感じて「どんな感じかな……」と観じる体操です。それが体操の目的になります。

そこで、まずはリズムを動かします。私たちは「愛」を演奏するオーケストラの指揮者です。指揮者は何をするのですか。

いいですか。私たちが全身で「愛」のリズムを造り出します。リズムを具体的に感じてください。そのリズムに乗って体を動かします。

力はいりません。全身がゆっくり、フワーッ、のびのびと動きます。

初めての方は、他のどこの関節を動かすときも、まず膝と腰がゆらゆら動く感じで、「どんな感じかな……」。

そして「さあ……うん」とリズムを造ります。

いいですか。これは、体操の時ばかりではなく、日常の生活でも、このように、自分がリズムを造り、リズムに乗って動いてください。「どんな感じかな……」です。

これからやっていただく「頭と首の体操」は、毎朝、外気の中でやりますと、視力を強化すると言われます。

また、この今の肉体の感じを観じる力を鋭敏にしますので、瞑想の前にもやります。

医学的に、人体で働いている神経系は脳脊髄神経系と自律神経系です。ところが、エドガー・ケイシーのリーディングは感覚神経系という第三の神経系について述べています。その中枢が頚肩部にあります。

そこで、その部分をマッサージしたり、頚肩部をよく動かすように体操したりしますと、視覚、聴覚、嗅覚、味覚、触覚が活性化します。

こういう話をしますと、なんとなく身構えたくなりますね。でも、どうぞ気楽にやってください。

コンナンデイイノ、というくらい、力はいりません。フワーッと動きます。ひたすら「どんな感じかな……」と感じてください。

首筋を伸ばすようにして、顎を三回引きます。

顎で天上を指すようにして顎を三回挙げます。唇が自然に開きます。

左右どちらか、楽に曲げられる方の頚筋を伸ばすようにして首を三回曲げます。

反対側にも三回曲げます。

頭を上に引き上げるように首を伸ばしながら左右のどちらかから、ゆっくりと連続して三回まわします。反対側へも、ゆっくりと連続して三回まわします。


慣れてきますと、頚椎ばかりか、胸椎、腰椎、骨盤、膝、足首、足の裏、肩関節まで、全部がそれぞれ自由に動きます。どうぞ、それぞれの関節が動きたいように動いてください。

「どんな感じかな……」。


また、頭を動かすたびに、自分を通して愛がいっぱい、自分を通して光がいっぱい、自分を通してニッコリいい感じ、自分を通して希望がいっぱい、自分を通して自信がいっぱいなど、好きな言葉をいっぱいに感じながらやります。

すると、「愛」が、「光」が、「ニッコリいい感じ」が「希望」が、「自信」が自分を通して、活き活きと働いてくれます。

ここでは、「愛がいっぱい」でやる方法を書きます。「愛がいっぱいって、どんな感じかな……」。皆さんは、どうぞ、ご自分がいい感じになる言葉でやってください。


一回目、私を通して愛がいっぱいあふれ出ている。

二回目、私を通してまわりの人たちが皆、愛がいっぱい。ワースゴイ。

今、自分のまわりにいる人、家族の人、仕事場の人、近所の人、学校の人、道を歩いている人、電車に乗り合わせている人たちのうちの誰かを感じます。

三回目、私を通して、世界中の人たちが皆、愛がいっぱい。ウレシイナ。

アラブの人も、イスラエルの人も、韓国の人も、中国の人も、インドの人も、アフリカの人も、その他の国の人たちも、そのとき思い浮かべた人たちを感じます。

頭と首をまわすたびに、祝福、感謝、感動します。

私の祝福、感謝、感動の言葉のクセは「ワースゴイ」、「ウレシイナ」、「ナンテスバラシイ」、「アリガタイナー」などです。


こうして、魂を喜ばせる「愛」の体操をしますので、心身が健康になります。健康になった方から、たくさんのご報告をいただきます。落ち込まなくなった。身のまわりのことが気にならなくなった。胃腸の調子が良くなった。体のあちこちがこらなくなった。

慣れてきましたら、自分の顎をおさえて、顎や頭が動かない状態で、この体操をやってみてください。すると、顎が動かないので、頸椎、胸椎、腰椎、骨盤が、それぞれに、微妙に動いているのが感じられます。その「どんな感じかな……」に慣れてください。

その微妙な動きが感じられるようになりましたら、あとで述べます、どの体操も、全部が全身の関節の動きを静かに感じる体操になります。

意識とごいっしょウオーキング

○大はやり

今や、ウオーキングが大はやりになって、両腕を振って格好よく歩く人たちを、よく見かけます。

そして、ついニッコリしてしまうのです。

思えば、私が健康法として歩くことを勧めて三十年。はじめの頃は、みっともない、時間がない、履物がないなどと抵抗した人々が、時代が変わると、テレビに登場する花形先生たちの歩きぶりに憧れのまなざしを投げかけ、すぐに実行し、間違いなく元気に生活していきます。これはまことにうれしい時代の変遷の体験です。

私は意識屋さん。

日々に、人々が「理想（もともとの最高にスバラシイ自分の本質）をシッカリ感じ、目的

（これから自分が理想と共に何を体験するか）をハッキリさせて生活する」という「意識」を売って生活しています。

そして、この「意識」が時代の変遷の中で、ウオーキングと同じように人々の間で大流行する日を夢にみながら生きています。


ウオーキングも自分だけで歩かないで、ぜひ、ご自分が、ご自分の本質をハッキリさせた「理想」といっしょに、これから自分が何を体験するかという目的をハッキリ決めて歩くようにおすすめしています。


四国のお遍路さんは、いつも自分の「理想の存在」である「お大師さん」とごいっしょに歩いています。

この今、「お大師さん」とごいっしょに歩いているという真実を忘れないよう、笠にも、襟にも、杖にも、背負子《しょいこ》にも「同行二人」と書いておくのです。

「お大師さんが私と同じ笠をかぶり、同じ衣を着、同じ杖を持ち、同じ背負子の重さを感じながら歩かれている。私が感じているそのままを、お大師さんが感じている」。

これが、自分の理想をシッカリと感じているという状態です。

「お大師さんが私の目を透して見、私の耳を使って聞いている」。

こうして、お大師さんとの一体感が働かれるようになりますと、すべての人に、物に、事にお大師さんを感じる体験をします。

自分の理想をシッカリと感じながら生活するというのは、自分がそうありたい理想の感じを意識しながら生活するということです。お大師さんとごいっしょにいれば、雨の日でも心の中が晴天という感じになります。

やがて、その晴天（理想）の大空に、自分の考えが雲のように現れ、大空を覆い、雨を降らせ、稲妻が光り、雷が鳴る様子を、ただ、観察するようになります。

こうして、自分が現した雲（考えや感情）が、これからの自分の体験になると理解するようになるのです。

すると、この今の自分の決めつけ、思いこみ、感じこみという雲に注意するようになります。

そして、自分が、天空に雲（考え）を呼びこんだり、輝く大空を閉ざしている雲（考え）を、自由に消したりするようになってきます。

自分がこれから体験したい目的（雲）をハッキリさせて生活するのも同行二人です。

「理想」をシッカリ感じていますと、不安や怖れがなくなります。

というより、「理想」とごいっしょに生活していますと、日常の生活で当然生じてくる不安と怖れに、「理想」と共に自信を持って対応でき、それを余裕を持って楽しめるからです。

こうして、不安や怖れがある状態を怖れなくなるので、不安や怖れがあるのが問題にならないのです。

これが私たちの快適な人生です。

○エッチ

私は人間の骨盤の動きに興味を持っています。そこで、無意識に自分の前を歩いている人の骨盤の動きに目がいきます。

ある人がエッチと言いましたが、そんな感じではありません。

でも人々が歩くときの骨盤の動きを見て、それを感じるのが楽しみです。それでは、やっぱりエッチなのでしょうか。

私は個々の人々の歩き方を見てはいますが、その歩き方をしている人を決して非難、批判、否定、分類しているのではありません。こういう歩き方をした方がいいのに、と思ったりもしません。ただ、その動きを感じています。

要するに見て感じていますが、考えてはいないのです。

この眼前を歩いているスバラシイ魂が、この肉体を選択し、こうして歩いているこの今、この肉体がどんな感じがしているかを、私の理想（愛がいっぱいの感じ）とごいっしょに観じているのです。

ということは、私の魂が今、この肉体を感じているという感じなのです。

さらに言いますと、この人の今を感じている私が、この今、この人の肉体をまとって、私の前を歩いているという妙な感じです。

「そこにあるそのままを、そのまんまに、どんな感じかな……と感じ、祝福し、感謝し、感動している愛がいっぱいの状態」。

「このままでも大丈夫なんだ。今、あるいは、これから私たちが、目的をハッキリさせ、『理想』と共に対応すれば、これからきっとスバラシイ状態に変化させることができる。何とまあスバラシイ」。

今、この体験を祝福し、感動して、ただ見ています。

人は、それぞれの歩き方は違うけれども、それが良いとか悪いわけではありません。

これを「善悪正邪無し」と言うのです。

「その人がバランスの悪い歩き方をしていて、これからは健康に歩きたい」という目的をハッキリさせたら、その目的に対して善悪正邪が生じます。

健康に生活したいという目的がハッキリしたら、初めて、今の歩き方は健康に悪い。もっと、健康によい歩き方があると言えるのです。

そこで、治療にお見えの方で、「意識」が、治療の一端として、歩き方を調整する必要があると確認した場合は、その方の健康法という目的に対して、その調整方法をお教えします。

多くの場合は、脊柱の調整、骨盤をゆるめる体操。両膝をよくゆるめる。足の裏を意識する。肉体を意識しながら、ゆるめてゆらゆら、のびのびゆらゆらという体操をお教えします。

こうして、私たちはみんなで、この方の目的の「健康な生活」を体験するのです。

○骨盤と操体法

私は、もう三十年も昔、「操体法」にのめりこみ、どんな症状の人にも、「操体法」だけで治療をしていた時期がありました。

今、私は「操体法」の講習会で、皆さんに、これまでの長い間につけてしまった心と肉体の癖を「どんな感じかな……」とシッカリ感じてもらっています。

操体を受ける人は、肉体を動かして感じます。骨盤で感じるのがコツです。

操者は、肉体の動きを感じようとしている人の骨盤の動きを静かに見ています。

気持ちよく動いていき、骨盤が最もいい感じのところで静止し、その気持ちよさを感じます。

「どんな感じかな……」。

充分に感じきったら、一瞬、脱力し、一息つきます。すると、心身ともに活き活きし、世の中が明るく感じられます。

こうして、もう忘れてしまったやさしさとその肉体の感じを、再び蘇らせます。

いいですか。いつもそう、私たちは、長年親しんでいるコダワリの強い考え方の癖、バランスを考えない肉体の使い方の癖、食事の癖を体験しながら生活しています。

私は、それを無意識の「コダワリという物語」、「いつも心に響いている不自由な造り話」と呼びます。

「そこにあるままを、あるがままに、どんな感じかな……」と、肉体の感じをジックリ感じます。すると、そのコダワリというこり、断固として、しがみついている自分のいやな感じの決めつけ、思いこみ、感じこみのストーリーが消えます。

心身ともに明るくなって生のままの自分に出会うのが操体です。


体操も同じです。骨盤をゆるめ、自分の全身の自由な動きを「どんな感じかな……」と、静かに感じながら動きます。

決まった動きがあるというより、いい感じの方に、自由に動いていきます。ニッコリいい感じのところで、静かに「どんな感じかな……」と充分に感じながら骨盤、脊柱、肩、手足などをゆらゆらと動かします。すると、こりや痛みが消えます。


そのたくさんの体験が、私の「ゆっくりゆらゆら、のびのびゆらゆら、そのニッコリいい感じが治す」につながってきています。

いいですか。ゆるみそのものを感じながらゆらゆら。のびのびそのものを感じながらゆらゆらです。決してゆるめようとしないし、伸ばしてゆらゆらするのでもありません。ナントカして、何かをよくしようとはしません。「ニッコリいい感じ」を意識していますと、その「いい感じ」が治してくれます。私たちがナントカする必要はないのです。

骨盤に、今こうして生きているスバラシイ生命のエネルギーを感じながら、「うれしいな」

というニッコリいい感じでゆらゆらです。

こうして、私の体操は、骨盤をゆるめ、骨盤から動いていく操体なのです。

○骨盤で歩く

私たちは、いつでも自分の体験を自分が造ります。

今、世の中では、いろいろな歩き方が提唱されています。皆さんもどうぞ、今の自分に合った歩き方を選択し、それを自分の体験にしてください。

私は意識屋さん。私たちの魂は、こうして肉体を持ち、私たちがこの肉体をよく感じているのを喜びます。

私は、骨盤の動きを大事にする治療師なので、骨盤にゆるみを感じ、その感じを観じる歩き方をおすすめしています。

その歩き方を「骨盤で歩く」と言いますが、必ずこう歩かなければならないという意味ではありません。これから申し上げる歩き方を参考にされて、ご自分が快適と感じられる歩き方を造り上げてください。

1　骨盤で歩く要領

自分の肉体、特に骨盤の動きをよく意識して歩きます。

骨盤と両膝にゆるみを感じながら立ちます。

上体と骨盤を前方に移動し、前へ出したい足の側の骨盤（腸骨）を上に挙げます。すると、その側の足が出ます。上体と骨盤全体は、前へどんどん移動させつづけ、反対側の腸骨を挙げると、その側の足が出てきます。これを繰り返して歩きます。

2　足の動き

踵の外側で着地します。体重を足の外側から、母指球に移動してください。母指球と五本の指で地面をつかんで後ろに蹴ります。

○スキー歩き

この辺りの要領を体得するためにスキーをつけて坂を上り下りする感じで歩く「スキー歩き」という練習方法があります。スキー歩きは、このままで骨盤をゆるめるよい体操になります。

骨盤と両膝をゆるめ、両足をそろえ、足先を開いて立ちます。

左右の足を交互に十センチほど前へ出して前進します。

左右の骨盤を交互に上げ、膝を左右に大きく振りながら、片足ずつ充分に体重を乗せて歩いてください。スキーをつけて雪の坂道を上る感じです。

前進するときには、歩く時の足の動きと同様に、踵の外側で着地し、体重を母指球に移動し、母指球で地面を押して前進します。

頭と肩を左右に移動しません。すると骨盤と膝が大げさに揺れます。

後退するときには、両踵を開いて、ハの字にして歩きます。足は小指側で着地し、母指球側で地面を蹴ります。

頭と肩は左右に移動しません。すると骨盤が大げさに揺すられます。


初めての方は両手を腰か胸位の高さの動かないテーブルのふちなどに置いて、左右の足を一歩後ろに歩き、体を支えながら、腰を反らしてアキレス腱を伸ばす要領でやってください。いいですか。腰を後ろに引かないでください。骨盤はテーブルのそばに残しておいて、足だけが後ろにスッテプし、背中を反らします。すると自然にアキレス腱が伸びます。

肘と肩をよくゆるめて、肘と肩を積極的に動かします。肩と背中で笑う感じです。

同じ動きを床に両手をついて行えば、エドガー・ケイシーの腰回し体操です。

これは、今までに多くの方を健康にしました。


スキー歩きをしながら、自分の骨盤の位置を左か右に水平に寄せて、前後に歩いてみます。

すると、骨盤の動きの感じで、自分の骨盤のゆがみがよくわかります。

一般的に、骨盤が動きにくい側に寄せて歩くと骨盤ばかりか、全身がゆるみます。

これから述べる寝て歩く時も同じです。

○寝て歩き

意識は造る働きです。

私たちが、日頃から、歩くのはいやだと感じていますと、意識は、歩きにくい肉体と歩かない人生を造り、それを自分が体験します。

歩く一歩一歩の感じが楽しくて、これぞ人生と感じている人は歩くのが楽しいから歩きます。すると、意識は歩きやすい肉体とよく歩く人生を造り、それを体験するのです。

多くの人々は、寝ていては歩けないと決めつけ、思いこみ、感じこんでいますので、寝ていては歩かない体験をしつづけます。

私は、昔から人は寝ていても楽しく歩けると言いつづけています。特に、病の床についている人は、歩く時間に恵まれているわけですから、この今、健康を楽しむために、何はともあれ歩くことはおすすめです。

重症で、あるいは痛くて身体を動かせない人は、歩いている実感があれば充分に歩いている体験をします。この時が、意識屋さんの出番です。

寝ていても、自分の決めつけ、思いこみ、感じこみのとおりに、野山や海辺を実感で歩いてみてください。

そういう自分の決めつけ、思いこみ、感じこみを行動すれば、私たちの意識は、野山を、海辺の砂の上を実際に歩いたのです。

意識は、それを具体的な体験にさせてくれる働きです。やがて、野山や海辺を実際に歩くという体験をする日が来ます。

寝て歩きは、頑張るのではなく、楽しく、ニッコリいい感じで、ゆっくりと歩かれるようにおすすめします。人によっては、スローモーションのようにゆっくり歩いてください。それで充分です。

私たちは誰でも皆、床の中で自分なりに楽しく歩けば、息が弾み、汗も流れ、血液の循環も良くなり、心肺機能も向上します。ウソのようですが、ホントです。どうぞ、本当にホントの感動を、ぜひ体験してください。


これを読まれても、人々は感動しません。

人々は、寝ている時に、歩く体験をしないので、それを知らないだけです。

寝て歩きをやったら、本当に、元気を体験します。

何よりも、その楽しい、ニッコリいい感じが心身を元気にしてくれます。ホント。


痛みのある人は決して無理はしないでください。

歩く時間帯、時間の長さは、どの歩き方でも、自分のニッコリいい感じの範囲にします。


上向きに寝て、両膝を立てます。骨盤をよく動かし、足首と足先を、左右交互に上下させて普通の感じで歩きます。

両手、両肩も動かしてください。慣れてきましたら、両腕は前にやったり、上にやったり、捻ったりします。

床の上に寝ているので、絶対に転びません。先に述べたスキー歩きをしたり、スキーやスケートと同じ動きをしたり、両膝を開いて、つま先と踵を交互に上下させて歩いたり、片足だけで歩いたり、身体をいろいろな方向に曲げたり、捻って歩いたりと工夫すれば飽きがきません。

「理想」といっしょの同行二人と感じながら、肉体がどんなに動いているかを意識して歩いてください。その動きをただ感じます。「どんな感じかな……」。その感じについては、何も考えないでください。ただ感じてください。

椅子に腰掛けていても、同様の歩き方ができます。

○肩歩き

寝たついでに肩でも歩いてみます。上向きに寝て、両膝を立てます。私は腰を上げますが、腰が床についていても歩けます。

左右の肩甲骨で歩きます。

頭の方向に、足先の方向に、左右に、身体を捻って斜めにと、いろいろな方向に歩きます。

意識して骨盤をよく動かして歩いてください。

両腕は、阿波踊りの要領で、充分にゆるめ、エライヤッチャ、エライヤッチャ、ヨイヨイ、ヨイヨイと軽く捻るように動かします。

外からみていますと、犬や猫が背中がくすぐったいから、全身をくねらせて地面で掻いているような動きです。実際にそのように動きます。

○尻歩き

両足を投げ出して座ります。

両腕を上に掲げて尻で歩きます。

前後左右に歩くとよい運動になります。人それぞれですが、私は恥骨を下におしつけるようにして歩きます。自分の腰で、「こうして私が地球を動かしているんだ」そう感じながら、尻で床を押して歩いています。私は自分の尻で地球を押しながら歩きます。

両腕は阿波踊りの要領で、上に掲げ、左右に軽く捻り、左右の両脇を交互によく伸ばしながら歩きます。

肉体の動きを感じ、その感じをよく意識します。

この体操は、多くの人々のウエストを細くしました。

○四つん這い歩き

誰でも皆、這い這いをして歩き始めました。

運動不足の人は、畳二畳の広さがあれば、この四つん這い歩きでよいウオーキングができます。四つん這いになって、前後左右、斜めにも歩きます。

これがなかなかの重労働です。

骨盤を積極的に動かしてください。その骨盤の動きをよく意識して歩きます。

歩き終わって立つときには、カエルのように腰を落とし、上体を立ててから立ち上がります。

このカエルのような体勢で腰を上下させますと、体操というより筋トレです。片足で立ち上がったり、手足の位置を変えると、もっと筋肉に負荷がかかります。

○骨盤をゆるめる自転車こぎ

エドガー・ケイシーの勧める私たちの健康によい運動は、歩く、泳ぐ、自転車こぎ、ボート漕ぎ、乗馬などです。

このうち、生活の中で、すぐにできるのは、歩くのと自転車こぎです。
自転車こぎは、実際の自転車や固定された自転車に乗ってこげばよいのです。
健康のために。骨盤をゆるめる体操としてこぐなら、自転車はいりません。立っていても、座っていても、寝ていても。骨盤をいろいろな方向に動かしてこげばよいのです。やり方は、どの姿勢でこいでも同じです。

寝て自転車こぎをする場合は、上向き、下向き、横向きとどんな格好で寝ていても同じ要領です。

上向きの場合、両膝は伸ばしていても、立てていても、開いていても、立てた膝を右に寝かせても、左に寝かせても同じです。

骨盤の左右の腸骨で、前にこぎます。バックにこぎます。右の方にこぎます。左の方にこぎます。

実際に自転車に乗っていませんので、片方の腸骨で前進し、他方の腸骨でバックするこぎ方もできます。

同様にして、左右の腸骨を別々の方向にこいでみます。

左右の腸骨を交互に内側にこぎます。交互に外側にこぎます。

さらに、左右の腸骨を縦の8の字に動かしたり、横の8の字に動かしたりと自由にこいで楽しめます。

○マッサージ

マッサージもウオーキングの一部です。

「背中をさする」という言葉があります。誰かに、やさしく背中をさすってもらうのは、これこそまさにゴクラク、ゴクラク。「ニッコリいい感じ」です。その「ニッコリいい感じ」が私たちを健康にします。

これが治療の原点、健康法の要。いわゆるデーターに出てこないので、医学的には知られていませんが、脊柱に沿ってのマッサージは、驚くほど健康に効いてくれ、私たちを元気にします。

エドガー・ケイシーのリーディングの場合は、オイルマッサージがすすめられています。

ご存知のとおり、私どもの提供しているマッサージ用のオイルは、椿油が基になっていて、次の四種類があります。

1「ストレート」（無香）椿油
2「パワーアップ」ストレートにピーナッツ油とオリーブ油を加えたもの（天然の松葉の

エッセンス入り）
3「ソフト」パワーアップからオリーブ油を抜いたもの（天然のラベンダーのエッセンス入り）
4「クリアー」ストレートにカンフル（天然の樟のエッセンス＝樟脳入り）とスクワラン（深海ザメの油）を加えたもの

ウオーキング、遠足、山登りなどに出かけるときには、その前に、オイルマッサージをしておくと疲れないいし、筋肉痛も起こさないようです。これはよくご報告を受けている事実です。

マッサージに使うオイルはどれでも適当です。

確認しますと、ウオーキングの前のマッサージには、「クリアー」が最適と出ます。ふくらはぎ、膝、大腿部、出来れば骨盤、脊柱、足首、足部もマッサージしてください。

さあ、これから毎日、理想とともに「同行二人」のウオーキングや自転車こぎ、マッサージをして、元気に人々のお役に立ちましょう。

のびのびゆらゆら

○どんな感じかな

私たちはみんなで、一つの生命を生きています。生命は意識そのものです。世界中の人々が同じ一つの意識をみんなで生きています。

「愛」は生命の活き活きした働き。

私たちはみんな、このままで「愛の活き活きした働きそのもの」として生きています。

私たちの魂という私たちの深い意識が、こうして、地上で肉体を持ち、この今、肉体を通して「愛」を感じるという体験をしにきています。

私たちの魂という「深い意識」は、私たちの考えの奥にある「深い愛」です。

私たちの肉体と心は、この地上の乗り物。肉体は構造。心は電気系統です。魂はその乗り手です。

私たち一人一人の魂は、この今、この乗り物に乗って、「愛」・「慈しみ」・「やすらぎ」という肉体の感じを観じる体験をしたいのです。

魂は肉体を通して肉体が、この今、ここにあるこのままをこのまんまに、「どんな感じがしているか」をシッカリと観じる体験をするのが仕事。

その観じる仕事が私たちの「愛の体験」。


いいですか。魂は今、私たち一人一人が、どんな感じがしているかをそのまんまに観じる体験をするのが仕事です。

それが魂にとっても、私たちにとっても「愛の体験」です。

今、私たちに恐怖があればその恐怖を、今、私たちに怒りがあればその怒りを、今、私たちに悲しみがあればその悲しみを、今、私たちに苦しみがあればその苦しみを、今、私たちに不安があれば、その不安を、今、私たちに喜びがあれば、その喜びをそのままに感じ、今の呼吸をそのままに感じ、その感じをそのまんまに観じるのが魂と私たちの「愛の体験」。

これが人生という魂と私たちの「愛の仕事」です。

私たちが、自分の肉体の感じをそのまんまシッカリと観じているのが魂の喜び。今の感じや肉体の動き、今の呼吸をそのまんまに観じているのが、私たちの「やすらぎ」の体験。

この私たちの「愛・慈しみ、やすらぎの意識」が私たちの心身を元気にし、世界を平和にします。

そこで、心身を元気にする私の体操は考えてナントカしようとはしません。ガンバラナイ体操です。関節をゆっくりゆらゆら、のびのびゆらゆらと「ゆらゆら」を感じる体操になります。

少し前までは、「ゆるめてゆらゆら、伸ばしてゆらゆら」と言っていました。すると、皆さんは考えます。ゆるめようと考え、伸ばさなくてはいけないと考え、そうしようとするのです。

感じる体操は考えないで、感じながらする体操です。ひたすら感じてください。いいですか。この体操は、肉体を動かしているのは、自分。その動きを、「どんな感じかな……」と感じているのも自分。

でも、この体操は、私たちがどんな感じを感じているか、その感じを「私たちの魂」「慈しみ」「やすらぎ」が、この今、自分を使い、自分を通して、呼吸や肉体の動きを観じていると、「愛」と自分が静かに「自分の今を観じる愛の体操」です。

これでは、ナンダコリャですね。

いいですか。この体操は、ナンダコリャと考えないでください。呼吸や肉体の動きを「どんな感じかな……」と魂・愛棒が観じる体操です。

「ゆらゆら」と全身の筋肉をゆるめます。すると、全身の関節の動きがよくなります。その

「ゆらゆら」が、脊柱を調整します。こうして、脳脊髄神経系、自律神経系の平衡、そして、エドガー・ケイシーの言う感覚神経系のバランスをとり、循環器系の働きを活性化します。

というわけで、この体操は私たちの元気に、とても効きます。

○立つ

立っているのも立派な「のびのびゆらゆら」を活き活きと感じる体操。

全身の関節を「のびのびゆらゆら」と静に感じます。「どんな感じかな……」。

足の指、足首、膝、骨盤、脊柱、頭蓋骨まで、全身の関節をゆらゆらと感じます。自分の肉体のゆらゆらが、宇宙をゆらゆらさせていると積極的に感ます。これが「一体感」。

「一体感」は「愛」。

こうして、立っているだけで、「愛」を活き活きと働かせます。

すると「愛」が働いて心身を元気にします。「愛」は、自分ばかりか、世界中の人々を元気にしてくれます。「一体感・愛」は一切の制限のない「自由自在」。

これは、千変万化する動きです。私たちみんなの元気によく効く「働き」です。

○歩く

私は立っても、中腰でも、座っても、腰掛けても、寝ていても、四つん這いになっても、足をなげ出して両尻でも、上向きに寝て両肩甲骨でも歩いています。ホントに歩きます。全身をゆらゆらさせて、毎日、ホントに歩いています。

他の人が立ってしか歩かないのが不思議。

前方に歩く、後方に歩く。横に歩く。斜めに歩く。回転して歩く。

心身の元気を感じるために歩くのならば、急いで歩くことはありません。ゆっくりゆらゆら、のびのびゆらゆらとゆっくり歩きます。全身でゆらゆら歩きます。

「どんな感じかな……」と感じながら歩きます。

具合が悪くて、肉体が動かなければ、実感で歩きます。実感で、ホントに歩くのです。これなら、いつでもどんな所でも全身の動きを実感しながら歩けます。

「どんな感じかな……」。

寝ていたら、転ばないので、膝を伸ばしても、立てていても、立てた膝を開いても、立てた両膝を左右に倒した状態（左右倒し体操）でも歩きます。ホントに歩きます。全身で歩きます。のびのびゆらゆら歩きます。

どんな感じか、今の呼吸や肉体の動きをそのままに感じながら歩きます。心臓がドキドキします。汗もかきます。ホント。

朝、床の中で歩きますと、元気に効いてトイレに行きたくなります。これもホント。

○自転車こぎ

自転車こぎは、実際の自転車や固定した自転車をこいでもよい運動です。でも、こいでいるように骨盤を動かしてこげば歩くのと同じで、どこでも、いつでもこげます。

ゆっくりゆらゆら、のびのびゆらゆらとこぎます。「どんな感じかな……」。転ばないので、歩くのと同様に、どんな姿勢でもこげます。

こぐときも、前こぎ、後ろこぎ、横こぎ、水平こぎ。それに、左右の骨盤を逆に回転させてこぐこともできます。

さらに、8の字にもこげるし、∞にもこげます。「どんな感じかな……」。

ゆっくりゆらゆら、のびのびゆらゆらとこぎます。

自転車こぎは、やっていただいている方全員から「スゴーイ」と言われます。

○お一人お一人に合った体操

これから説明します体操は、私が意識に聞いて、一人一人の人の元気のためにやっていただく効果的な体操です。

そこで、実際には、一人一人違った体操を、一人一人違った形で、一人一人違った動きで、一人一人違った組み合わせで、一人一人違った時間を掛けてやっていただいています。

私たちはみんな同じ生命を生きていますが、私たち一人一人の体験、性質、肉体はみんなそれぞれ違うのです。その一人一人の人も、その時々の事情によってどんどんと変化しています。

一般的には、一回に二分か三分。それを、日に二回か三回やればよいのです。

○とんび体操

上向きに寝ます。両足を引きつけて、骨盤の横に近づけて置いてください。

両膝を突き出して腹部をふくらましたり、両膝を突き出して、腹部をへこましたりします。

腹部をへこました時には、腰が挙がります。

全身をゆらゆら動かして自転車こぎをします。

左右の膝を交互に突き出します。片膝を突き出して、全身をゆらゆら動かし、自転車こぎをします。「どんな感じかな……」。反対の膝も同じようにやります。

これは、「愛棒」が教えてくれた子宮筋腫の人たちの体操です。

ところが、このとんび体操をやっていただきますと、前立腺肥大、不妊症など、骨盤内臓器の不調に実によく効きます。

○不思議体操

これは、多くの体操の先生方の体を整えてくれる体操です。不思議でしょう。でも、ホント。いつも、体操の先生方にビックリされます。まずは、やってみてください。

とんび体操は、大腿の前外側をゆるめますが、不思議体操は、大腿の内側をゆるめます。

上向きに寝ます。片膝を立て、伸ばしている方の膝の外に足を置き、膝を垂直に立てます。

腰をよく伸ばしてください。この姿勢で自転車こぎをします。腰を縦に、横に、水平に、ゆらゆらと、動かします。腰を伸ばして動かすって、「どんな感じかな……」。

反対側の膝もやってください。

足の筋肉をよく動かしている人は、立てている方の足のつま先を上げてやったり、つま先と踵を交互に上げ下げしたりします。

○片膝抱え体操

片方の膝を両手で抱きこむようにし、全身をゆらゆら動かして自転車こぎをします。顎は引いても、挙げていてもよいでしょう。自分が「ニッコリいい感じ」を感じられる方でやります。

反対の膝も抱えて自転車こぎをします。のびのびゆらゆら。「どんな感じかな……」。

○膝押し

下向きに寝ます。顔や手の位置は、どうぞ、お好きなように。

でも、体操の間中、「いい感じを感じる」方向にどんどん動いてください。

片膝でベッドを静かに押します。

いいですか、考えるという条件無し。力を入れるという条件もありません。

「愛」は無条件に変化する自由自在。

ゆるゆるゆらゆらと体がゆるんでいますと、骨盤が上に挙がってきます。その時の肉体の動きを静かに感じます。

そして、肉体が動きたいように動いていきます。するとまた、骨盤は、その時々で、右に挙がったり、左に挙がったり上に挙がったりします。他方の足も、頭も、手の位置も、自由に動いていきます。気持ちのよい位置で、全身をのびのびゆらゆらゆすります。「どんな感じかな……」。

いいですか。考えないでください。肉体がどんな動きをしたいのかと感じてください。

肉体に、自由に動いてもらってください。

反対側の膝もどうぞ。

○亀体操

膝をゆるめて立ちます。

両手掌を向かい合わせにし、両母指を内側に動かすように、両腕をひねります。両肘と両肩が挙がります。ここは意識して、両肘と両肩を挙げてください。そこに意識がいかないと、肩と肘はなかなか挙がりません。肩と肘に動く自由を与えておいてください。

顎を引かないで、首を真下にすくめます。顎を真下に降ろすのです。

その体勢で両肘と両肩を交互に、前後、左右、水平、逆回転と自転車こぎの要領でまわします。頭は動かしません。頭は前後左右に移動しません。

一瞬、パッとゆるめ、両母指が外旋するように、両腕をひねり、両小指の背を合わせて真上に挙げ、背中を伸ばし、腰を後ろに突き出します。全身のゆらゆらを感じます。この動きを繰り返します。

○顎体操

下顎を開いたり、閉じたりした状態で、下顎を突き出して左右に動かします。下顎を引いて左右に動かします。

下顎を開いたり、閉じたりした状態で、下顎を突き出して、右の奥歯で噛んだり、左の奥歯で噛んだりします。下顎を引いて同じように、左右の奥歯で噛みます。

その他いろいろに工夫して動かします。

下顎を動かして、そこで止め、全身をのびのびゆらゆらと動かします。噛んだ状態で、全身をのびのびゆらゆらと動かします。

噛んで、全身の調整をする実際の治療の場合には、左右のどれかの歯で、割り箸を噛んでもらいます。すると、見事に、全身がゆるみます。

○ひねり体操

両膝をゆるめて立ちます。両手を合わせて左に右にと、ひねります。頭は動かしません。頭は前後左右に移動しません。

両肩、両肘、両手、骨盤は、ゆるゆると動きたいように動いていきます。内旋側の肘と肩をよく挙げます。肩と肘は、意識して挙げませんと、挙がりません。のびのびゆらゆら。

両手を後ろで合わせ、指先を下向きにしてねじり、前の時と同様、両肘と両肩を交互に挙げて動かします。のびのびゆらゆら。「どんな感じかな……」。

○アキレス腱伸ばし

机などに両手を置き、両足で、小さく一歩だけ後ろに歩いてアキレス腱を伸ばして足踏みをします。

いいですか。この時、ほとんどの方が腰を後ろに突き出します。腰は、前に反らして、左右のアキレス腱が伸びるような体勢にします。

その体勢で、足先を広げたり、踵を広げたり、両足先を左に向けたり、右に向けたりして足踏みをします。両肩、骨盤など全身をゆっくりゆらゆら、のびのびゆらゆら。「どんな感じかな……」。

これは、全身をゆるめて元気にする実によい体操です。

この体操は、エドガー・ケイシーの有名な体操、「腰の回転」と「猫のストレッチ」を発展させたものです。

毎朝されるとよいでしょう。

私たちはみんな、誰でも「今」を感じていますと、落ち着いて、心身ともに元気になります。体ののびのびゆらゆらという動きを「どんな感じかな……」感じる体操は、その一つの方法です。

この体操が身につきますと、日々の立ち居振る舞いがそのまま、「今」をのびのびゆらゆらと感じる体操になって、人生が元気になります。

「今」のこのままの姿勢で、体のどこを動かしても、全身の筋肉、関節、内臓は、自由に動きます。

いいですか。体のどこかを動かしていると決めつけ、思いこみ、感じこみ、全身がどのように動いていくか、ゆっくり静かに感じてみてください。全身の動きが止まったら、そのままで「どんな感じかな……」と感じます。

これはどんな姿勢で立っていても、どんな姿勢で座っていても、どんな姿勢で寝ていても同じです。

知らなければ、人々は、自由で健康な体の動きを楽しまないで生活します。


例えば、上向きに寝て、両膝を立てます。片足ずつ交互に、あるいは両足で同時に、足の裏を床から浮かそうとしていると決めつけ、思いこみ、感じこみます。

すると、膝、腰、脊柱、内臓など全身がその時々でさまざまに、自由に動きます。

片足ずつ交互に、あるいは、両足で同時に、床をつま先の方に動かしていると決めつけ、思いこみ、感じこみ、全身で静かに、自由に、自然に動いて行きます。

また、床を踵の方に動かしていると決めつけ、思いこみ、感じこみます。どうぞ、全身で静かに、自由に、自然に動いていってください。


この体操は、これまでに、多くに人々の生活を、人生を快適にしました。この今も、多くの人々が「どんな感じかな……」を楽しんでいます。

呼吸

○呼吸を意識する

もう、十年も前のこと。私は子育てまっただ中。当然、テレビのチャンネルは、いつも子ども番組になっていました。

正月二日の朝、テレビをつけますと、全国の子どもに向かってアナウンサーが「皆さん、初夢は何をみましたか」と聞いていたのです。

はて、私は何をみたのだろうかと首を傾げますと、すぐに今朝ほどみた初夢を思い出しました。

神が私に向かって、恒例のエドガー・ケイシーの瞑想会でのアッファメイション（確信のことば）は「呼吸を意識する」ことだと言っていたのです。

それからは、皆さんとごいっしょに呼吸を意識する瞑想をしています。

瞑想会で、皆さんに呼吸を意識してくださいと言いますと、皆さんは呼吸の方を意識してしまいます。

皆さんは、もうウン十年も呼吸しつづけています。呼吸はそのままにしておいても大丈夫です。浅かろうと、深かろうと、早かろうと、遅かろうと、苦しかろうと、そのままにしていてください。

そして、ありのままの今の呼吸を、そのまま静かに「どんな感じかな……」と意識しつづけます。

ナントカいい呼吸をしようなんてはしないでください。そんなことは考えないのです。

すると、意識が意識されます。

肉体が連続して呼吸しています。

さまざまな音が交差し、連続しています。

広々とした闇があります。

闇の中に青い光が動きつづけています。

どれもが、生まれたときから、ずっとそう。

幼い記憶にある懐かしい感じ。

それを観じつづけている私たち。

今も、これからもずっとそう。

その「観じ」が私たちの日々を活き活きと体験しつづけています。

○呼吸法

私は長い間。呼吸法という訓練をしてきました。

私の呼吸法は、骨盤を動かして呼吸する方法です。この方法は、もう四半世紀の間、皆さんに、呼吸体操としてお教えしています。

この体操は、呼吸器系、生殖器系、泌尿器系、腸からの排せつを活性化します。


上向きに寝ます。

両膝を立て、両膝頭を合わせます。

両足は左右に開いて、腰に近づけておきます。若い人は、骨盤の左右に引きつけてください。

吸気の時、脇腹がふくらんで、骨盤が左右に開いてきます。

両膝が先の方に動く。

両足先が挙がって両足の指が開かれます。

腹部が広がって、背筋が持ち上げられます。

頸筋が伸ばされ、顎が引かれます。

両骨盤を、小さく交互に揺すります。慣れましら、好きな方向に動かしてください。

例えば、左右の骨盤で8を描く。縦、横、水平に、寝かせて、立ててと、あらゆる方向に8の字に動かします。


一気にゆるめて、一休みします。


呼気の時、腹部が引っ込んで骨盤が狭くなります。

呼気のときも、両膝は先の方に動きます。

両足の指で、床をつまむようにします。

骨盤が床を離れ、背筋が丸くなります。自然に、顎が挙がります。


この体操を上体を起こしてする場合は、左右の側腹部を動かして呼吸します。

下腹部はゆったりさせて動かしません。

吸気時には、左右の骨盤（この場合は左右の腸骨）が広がって上に挙がります。

呼気時には、左右の骨盤が寄ってきて、肉体の中心線が頭の方に挙がってきます。

○頭蓋骨で呼吸する

多くの人の心身の不調をとろうとして意識に聞きますと、頭蓋骨で呼吸する方法が出る場合があります。

私たちの大脳は私たちの心と感情によく反応しています。私たちに怖れや不安がありますと、その反応は全身に影響します。その影響によって肉体にゆがみが現れ、心身ともに元気がなくなります。

皆さんは意識していませんが、頭蓋骨もゆがみます。

私たちは自分の呼吸を意識し呼吸に従って、頭蓋骨を動かして全身のゆがみを調整し、快適に生活することができます。

そこで、全身のさまざまなひずみの調整に、呼吸を「どんな感じかな……」と意識する方法を用います。

呼吸によって、頭蓋骨が動くのを感じて全身のひずみを調整します。

今日おいでの方は、子宮筋腫で骨盤にゆがみがある方でした。頭蓋骨で呼吸する方法が出ました。

これもご本人がやればよいのですが、私が自分の頭蓋骨で呼吸し、その呼吸を当のご本人がやっていることにしても同じです。

私は自分で息を吸う時に、自分の頭蓋骨を狭くし、息を吐く時に頭蓋骨を広くしました。

私たちは、みんなで同じ生命、同じ意識を生きています。その方の頭蓋骨も同時に動いていると感じますと、その方の全身の骨格も私の骨格も同時に調整されます。

そして、ありがたいことに、その方の子宮の働きは確実に良くなります。で、私の子宮の働きはどうなるのでしょうね。

ヒマシ油の湿布

○ヒマシ油

ヒマシ油の湿布はエドガー・ケイシーの健康法の宝。元気にとてもよく効きます。

この世の中に、健康法としてヒマシ油の湿布をやらない人がいるなんて信じられません。

しかも、一回の湿布はバス代よりも安いのです。

当然ですが、この世の中は安過ぎても信用されないものです。


私は戦時中、葛飾の柴又で過ごしていました。赤い屋根の小学校からは、東に江戸川の堤、やや北に筑波山が見え、西の富士山に夕日が沈んでいったものです。

その頃、学校の周囲は田んぼと畑ばかり。葦や菖蒲の生えている泥の中で遊び、トンボやナマズとともに育ちました。

国は、戦争が長引いて、石油が乏しくなると、小学生にヒマの種を渡して植えさせ、その実から油を絞り、機械油として使って戦っていました。

ヒマとヒマの種も私の幼なじみです。

ヒマ（唐胡麻）は、南の国では多年草。日本では一年草です。

茎はさえざえとしたピンクで、ヤツデのような葉は秋になると色づきます。きれいなので、よく畑の脇に植えられているのを見かけます。背丈は三メートルから五メートルもあり、一見、木です。

そこで、わが家の畑に植えたヒマは冬になって枯れると鋸で切り倒します。

そのヒマからとったヒマシ油は熱に強い油で、温度で体積が変化せず成分が変わらない性質を持っています。

ケイシーのリーディングは、ヒマシ油が生命の型と同じ型をしていると言っているのです。私は、生命とヒマシ油の分子の波動の型が同じと受けとめています。

そこで、ヒマシ油は、温めて分子の振動を高めて使いますと、私たち生命の活発な働きである元気にとてもよく効くのです。

生命の熱い波動が心身の健康に効くのは当たり前ですね。

一般に、ヒマシ油は日本薬局方の下剤としてよく知られています。また、化粧品や機械工業の分野で使用されます。

ヒマシ油は、粘稠度が高くマッサージには向きませんが、肌につけるとビックリするほど快適に働きます。特に、温めて湿布として使うのがお勧めです。生命力が活性化し、元気のない人がすこぶる元気になります。

両眼、鼻梁、額を湿布すると、その辺りの不調がとれてしまいます。

※湿布の作り方…

ラップを新聞紙大に広げ、その上におよそA４サイズのフランネルを、三枚か、四枚重ねて置き、フランネルにヒマシ油をそそいで含ませます。

ヒマシ油が漏れないようにたたみ、ヒマシ油の湿布用のヒーターの上において温めてください。

温まったら、それを開いて、油面が肌に付くように右側腹部に当てます。

ラップの上にヒーターを重ね、ヒーターがずれないように、パジャマの上からベルトで留めて温めます。

神の大きな温かい手がヒマシ油を温め、分子の振動を高めて生命を活性化していると感じながら眠ってください。

一日のうち、だいたい同じ時間に、一時間から一時間半湿布します。

これを三日つづけたら、四日休みます。

三日目の夜、寝る前に、腸からの排せつを促すためのオリーブ油を大さじ一杯飲みます。

これを四週間つづけたら、四週間休んでください。

正確にこの通りやることはありません。だいたいでよいのです。

このように、休みを入れるのは連続して湿布をしますとはじめはよく効きますが、だんだんと効かなくなってくるからです。

ヒーターは他の人と共用できます。

湿布は、他の人ものを使うと皮膚炎を起こす場合があるので他の人のものは使いません。

また、血液が汚れている人も皮膚炎を起こします。その時には、しばらく湿布を休んでください。皮膚炎が治ってからにします。それを繰り返しますと、血液がきれいになって皮膚炎にならなくなります。

ヒマシ油の湿布は、胃腸の働きを活性化するのは当たり前です。

不思議なことに、呼吸器系の不調を改善させます。

また、脳波を調整し、精神力を高めてくれます。

特に肝臓と腎臓のエネルギーが強くなります。すると、体内にある不純物の排せつが促され、日々を活発に生活させてくれるのです。

要するに、ヒマシ油の湿布は、その人の生命・意識・愛の働きを活発にします。その人に効いて、その人を元気にします。こうして、私たちの心と体の煩わしいところの全部によく効くので、ヒマシ油の湿布は元気に効くというのです。

オイルマッサージ

○オイルマッサージはニッコリいい感じで

私は「意識屋さん」です。

意識（生命）に聞いて、聞いて、聞きまくる治療師です。

頭で考えて結論の出ない問題は考えないで、どんどん聞きます。するとと答えがすぐに出てきます。こんなことを三十年以上やっています。

これは、考えに汚染されていない赤ちゃんのように素直な意識といっしょにあれ（存在）ば、誰でもできます。

意識に聞くという体験会で皆さんにやっていただくのは二十年も続いています。

計画を立てていただければ、日本中どこへでも出張し、体験会をしに参ります。そこで、皆さんは自分という存在がどんな働きをしているのかが体験されます。

治療院やその体験会で、私が皆さんのこりや痛み、それに悩みをたちどころにとって見せられるのは、魔法使いだからではなく、積極的に意識に聞く「意識使い」だから。

そして、意識、食事、排せつ、運動、体操、湿布、マッサージ、吸入が健康の要とよくわきまえているから。

私が皆さんに提供しているマッサージ用のオイルが椿油を主原料にしているのは、健康に効果的なマッサージオイルは何かと意識（生命）に聞くと、その意識が「椿油」と答えるからで、それ以外の理屈はありません。

他のオイルも、それぞれに特徴を持っていますので、その特徴を活かして使ってください。

私たちも一人一人、他の人とは違う特徴を持っていますので、その特徴を活かして生活していけばよいのです。

「私たちの心身を健康にするのは、ニッコリいい感じです」。

人々は、それをなかなか信じようとはしません。でもホントです。

そこで、オイルマッサージをする時、マッサージする方は何はともあれニッコリいい感じでします。すると、マッサージをしてもらう方も、ニッコリいい感じになります。これは、間違いなくお互いがニッコリいい感じの体験です。

こうして、「私たちのニッコリいい感じが世界中の人々の心身を健康にする」のです。


エドガー・ケイシーのリーディングは、健康を体験していたい人々全員に、オイルマッサージを勧めました。

オイルマッサージは、入浴後に、暖めた部屋でしてください。

まず少量のオイルを手にとり、自分がニッコリいい感じになってオイルを祝福します。

そして、体の別の部分の具合が悪くても、まず脊柱にそって脊柱の両側をやさしくマッサージします。

それから患部をマッサージしてください。


この時、何とかして悪いところを治そうとはしないでください。その部分を修復しようとするのは、その部分と自分を非難、批判、否定しているのと同じです。

ひたすら、自分のニッコリいい感じを「どんな感じかな……」と感じましょう。

そして、その部分を、そのままに「どんな感じかな……」と観じるのです。

「どんな感じかな……」は「愛の祝福の働き」。私たちは、その祝福を自分たちのこれからの体験にします。

私たちは造る働きそのものなので、これからの祝福の体験を今ここで、自分が造りだせばよいのです。人生万般、皆同じ。自分が仕切るのです。自分がリードして行くのです。

やさしいマッサージをします。気持ちよくさする。軽くたたく。つまむ。揺する。引っ張る。

ニッコリいい感じって、「どんな感じかな……」。マッサージをする方も、される方も感じます。

いいですか。まず、自分がニッコリいい感じを感じてください。そのニッコリいい感じが、私たち双方の心身を健康にします。

エドガー・ケイシーのリーディングは、健康を体験していたい人々全員にオイルマッサージを勧めました。

マッサージ後の皮膚についたオイルは、消毒用のエタノールを綿布に染ませたもので拭き取ります。

爪まで肥厚した手足の水虫がオイルマッサージで治ってしまったという報告をよく受けま

す。

オイルが水虫に効くのではなく、私たちのニッコリいい感じが働いて、その方々がニッコリいい感じになり、その部分もニッコリいい感じの健康になったので、水虫が消えるのでしょう。

私が定期的にオイルマッサージをしている患者さんの水虫は、いつの間にか確実に姿を消してしまいます。

○頭と顔のマッサージ

いつも、喜んで皆さんにお教えするマッサージがあります。

それは耳介《じかい》のマッサージです。耳介は左右の耳の出っ張り部分のことです。と言っても、耳介だけではなく、顔と頭蓋部の全部を五本の指でマッサージします。

指が皮膚の上をずれないようにして、やさしく揉む感じでマッサージします。

五本の指で、耳介の裏や表を気持ちよくマッサージします。ニッコリいい感じです。

五本の指が頭蓋骨の中に入っていって、指で頭の中を「どんな感じかな……」と感じながらマッサージしてください。

私は自分の指を頭蓋骨の中に入れて、前頭葉、右脳、左脳、小脳、脳幹、脳梁、それに脳下垂体、松果体まで、全部マッサージします。

頭の中は、指をどのように感じていますか。指は頭の中をどのように感じていますか。

同様にして、顎関節のある耳介の前方。さらに耳介の後方、耳介の上方をマッサージします。ここでも、頭の中をよく感じながらマッサージします。

頬骨の奥、唇のまわりをマッサージしながら、意識で、指を口腔内に入れ、口蓋部分や歯や歯茎をマッサージしてください。その部分が指をどんなに感じていますか。指はその部分をどのように感じていますか。

同じように、下顎、鼻梁、眼のまわり、額、生え際、頭蓋骨全体をくまなくマッサージします。ずっと奥の方をよく感じながらマッサージしてください。

最後に、「どんな感じかな……」と感じながら、五本の指でやさしくたたきます。

顔や頭は、たたいている指を「どんな感じ」で感じていますか。たたいている指は、顔や頭やその奥が「どんな感じ」に感じられていますか。よく感じてください。

オイルやクリームをつけても、つけなくても、お風呂につかりながらも、布団の中でも「どんな感じかな……」と感じるニッコリいい感じの頭と顔のマッサージをしてください。

ウィッチヘーゼル

○ウィッチヘーゼルが落ちこみを救う

こんなに重宝するアストリンゼントはそうやたらにはありません。

ある時、ウィッチヘーゼルが精神的に落ち込んでいる人によいんですね、という問い合わせがありました。私は「そんなことはありません」と答えてしまいましたが、「人類を救う治療法」に書いてあるというのです。そこをみてみますと、なるほど書いてあります。十数年前に書いた本なので、自分でもすっかり忘れてしまっていました。

そこには、ウィッチヘーゼルとピーナッツ油を等量に混ぜたものでのマッサージが勧められています。

確認しますと、皮膚になじみのよい椿油のストレートと半々に混ぜた方が強い効果を期待できると出ます。

水と油は混ぜにくいので、先にウィッチヘーゼルでマッサージして、あとから、ストレートでマッサージすればよいのです。こまめに、交互にマッサージしてください。

主として、脊柱にそってマッサージします。特に下部頸椎、両肩の周辺にある感覚神経系。それに、仙椎、尾椎のあたりをよくマッサージします。

すると、どうしても落ちこみたい人が元気になります。

ウィッチヘーゼルは、アトピー性皮膚炎のマッサージ後の拭き取りに使います。

オイルマッサージ後のオイルの拭き取りは、消毒用のエタノールで拭き取るのが普通ですが、アトピー性皮膚炎の患部はエタノールがしみるので用いません。

アメリカで、ウィッチヘーゼルは、殿方のひげ剃りあとのあれ止め、かゆみ止めのアストリンゼントです。

高級化粧品の原料としてよく使われています。

毛虫刺されにも効きます。すぐかゆみが止まるので園芸作業に重宝しています。

「魔女のハシバミ」というのが英語の意味ですが、アメリカまんさくです。学名はハマメリス　バージニアーナです。

日本のまんさくの学名はハマメリス　ジャポニカから始まっています。日本名は豊作という意味の満作からきているとか、春に先駆け林の中で、まず咲くが変化して、まんさく、とも言われます。

花は渋い黄色で、二センチほどの細い平べったいひもを手のひらでもんだような花をつけます。花が終わってから葉が出てきます。

山野を駆け巡っている私は毎日みている木です。

ウィッチへーゼルは北アメリカの先住民族に古くから使われている民間薬で、葉や樹皮を水蒸気蒸留したり、精製水に長時間つけたりして造ります。

これでマッサージをしますと、皮膚、血管、腱、筋肉を活性化し、しなやかに、柔らかく、弾力を持たせます。

これは肌とのなじみがよく、皆さんのお顔のつやを増してくれます。やっている人は「一目瞭然」と言います。皮膚炎や疲れた肌ばかりか、心もよみがえさせるからです。

ウィッチへーゼルのマッサージの前後にオイルマッサージをするとよいでしょう。

マッサージは、やる方がニッコリいい感じになり、やさしく深部に手が届くようにし、その後、気持ちよくたたくのがケイシー流です。

これで毎日マッサージしますと、静脈の異常、関節、関節まわりの腱、筋の障害に効果があります。

当然、年齢とともに現れる膝、腰の関節の障害、下肢の静脈瘤の予防に最適。

できれば、マッサージの前に、蒸気浴、または風呂で体を温め、汗をかく方がよいでしょう。ケイシーはサウナを勧めます。

約五〇〇ｃｃの水に、ウィッチヘーゼルを小さじ二杯ほど入れ、沸騰させて蒸気浴をします。

かゆみ止めとしてお風呂にウィッチヘーゼルを入れる場合は、約七〇ｃｃほどを入れてください。

確認する限りでは、日本の「まんさく」から造ったものの方がよく効きます。いつか、どこかの化粧品会社が日本製のウィッチヘーゼルを皆さんに提供する日が来るのでしょう。

スムーズの吸入

このスムーズという商品は、無水エタノールに、天然のユーカリのエッセンスと天然の松葉のエッセンスを加えたものです。

それを手のひらに入るほどの瓶に入れてあります。蓋さえきちんと閉めておけば、何年でも使えます。しかも、超安価です。

これは、ちょうど森林浴をやっている感じと思えばよいでしょう。

エドガー・ケイシーのリーディングは、肺ガンを治したい人に、この吸入を勧めています。

片方の鼻腔から三回吸入し、反対の鼻腔から三回吸入します。

静かに深く吸って吐くのを三回ずつ繰り返してください。

これを一セットとして、日に五セット以上吸入します。気持ちよく吸えるならば、日に何セット吸入してもかまいません。

いつも元気な人も、この積極的な森林浴で身も心もスッキリさせましょう。

私は、肺の健康法、風邪予防と思って毎日、せっせと吸入しています。

原液を直接吸わないように、瓶の口が手のひらの中ほどにくるよう握り、親指と人差し指で出来た環に片方の鼻腔をつけ、他方の鼻腔を塞いで吸います。

肺胞の奥まで届くようにゆっくり、静かに吸ってください。

三回吸入したら反対の鼻腔で三回吸入するのです。

なにしろ、森林浴ですから、吸入のやり方は全部適当です。


大人は喜んで吸いますが、子どもや赤ちゃんは吸うのをいやがります。そこで、枕に数滴たらすとか、布団の襟に染ませるとか、衣服の襟につけて、知らず知らずに森林浴をさせるようにしてください。

片方の鼻腔が詰まっていて、呼吸できない場合は、呼吸できる方の鼻腔からスムーズを吸い、その鼻腔を塞いで、詰まっている鼻腔から吐きます。これを何回も繰り返します。すると、何年も片方の鼻から呼吸していませんという大勢の方が、目の前で鼻から呼吸するようになりました。

私の治療を受けにおいでの方のほとんどの人は、肺の力が弱くなっています。

現代に生活している人々は森林浴が足りなくなっているのでしょう。

肺に力がないと、肺からの体内毒素の排せつがうまくいかなくなり、気温、湿度、天候などからの外部から来る影響に弱くなって、身体のあちこちの具合が悪くなります。

そればかりか、心身ともに覇気が低下して人の言葉や態度が気になり、抑うつ状態の感じの体験をします。


ヒマシ油の湿布やウィッチへーゼルのマッサージが落ちこむ人によく効くように、スムーズの吸入も、呼吸器系を活性化し、ごく自然に、心身とも、外部からの影響に強くなってしまいます。

こうしてスムーズの吸入は落ちこみたい人たちを元気にしてしまいます。


さらに、この吸入をつづけていますと、脊柱や骨盤のゆがみが消え、関節の痛みに悩まされなくなります。

ついでに、頭蓋骨の調整までしてくれます。

すると、視覚、聴覚、嗅覚、などの感覚器系の働きが活発になります。

こうして私たちは、心身ともにパワーフルで若々しく生活します。

私は、スムーズを吸いながら、呼気のときに、頭蓋骨が花のように開いて、天の気を呼び込みます。

そして、吸気のときには、頭蓋骨を充実させて、地の気で果実の稔りを感じます。

意識に聞く食物の話

○私は牛に進化した

昔、私は野草を食べていました。山菜ではありません。道ばたや野山に生えている、ごく普通の草です。

図鑑などで、毒のある草を覚えてしまいますと、おいしいか食べやすいかを問題にしなければ、毒草と農薬の散布直後の野草以外は全部食べられます。

ところで、牛をはじめ草食動物が図鑑を見ているところを見たことがありません。お母さん牛が、食べられない草の匂いとか、その形を教えてくれるのよと言う人がいますが、そのへんは牛に聞いたことがないので何とも言えません。

私を知っている人は、私が、日々の食べ物をどうやって決めているかをよく知っています。

私はもう三十年も「求めたものが与えられる」という法則に従って、その時々の健康のために、何をどのくらい食べたらよいかを意識に聞いています。

知恵と慈しみの働きとしての意識は肉体の感じを通して、私の求めに応じた情報を与えてくれます。

実は知恵と慈しみそのものである私たちの意識は古今東西の膨大な情報（記憶）を持っています。というよりも、意識は情報（記憶）そのものです。

今、私が、誰にとってのどんな情報が必要というように、目的や目標をハッキリさせて求めますと、意識がもともと知っているその情報が、自分の肉体の感じで「確認」されます（「超『意識活用』健康法」たま出版参照）。

こんなことは自分の理性を離れ、私たちの意識が肉体の今の感じとか、感情をそのままに感じるようにしますと、誰にでもできる当然の事実です。

現代という時期、人々は理性を活用する体験をしに地上にやってきています。

ご存知のとおり、それはそれでスバラシイ体験です。

そこで今日、私たちが日々の食品の選択を意識に聞いて確認するなどという変わった方法が世間に受け入れられないのは当然のなりゆきといえます。

いつもの私のやり方は自分の両手の動きを通して確認するのですが、確認することに慣れますと、自分の骨盤の動きでも、自分の顎の動きでも、脳内圧力の変化によっても確認できます。

例えば、ある人が今、その人の健康に寄与する食品について確認するとき、対象の食べ物が健康によくないと、腰や顎の動きが重くなります。同時に唾液の出が悪くなるので、その食べ物が、その人の健康に良いか、悪いかを確認できます。

牛たちも同じように、宇宙よりもデッカイ意識の知恵と慈しみの働きを感じながら、食べないほうがよい草を確認しているのでしょう。

私もやっと牛並みに進化してきました。

牛並みに進化しますと、いいことがイッパイあります。

例えば、冷蔵庫の中から古い食品が出てきたり、とうに賞味期限が切れたものが出てきても、それが食べられる物か、そのままではだめでも熱を通したら食べられるか等がサッと判ります。

また、お店の棚に並んでいる、赤ワインはどの種類が健康にいいか。さらに、健康にいい種類の瓶の中で、どの瓶の中のワインが健康にいいかがすぐ判ります。

食物の話をしていますと、つい、これが良い、あれが悪いという話になってしまいます。しかし、ある食物が健康に良い悪いではありません。人々が、昔から食べている食物ならば、それ自身に問題はないのです。

ただし、同じ食物が、それを生産した人によって、それを売る人によって、それを食べる人によって、季節や時によって、保存などの状態によって、その食べる量、温度、調理の仕方によっても、良くなったり、悪くなったりします。

今、世間でもてはやされている健康によいと言われている食品も同様です。

私は、食品に付加されている名前、私たちに訴えかけるさまざまな考え、効能などの情報ではなく、この今の、ある人の心や体の元気や健康という生命活動にとって、その食品が持っている働き、価値などを大切にします。

そして、私たち一人一人の目的に合っている食品の選択をし、それを体験しようとします。

いいですか。これが良い、あれが悪いと頭で考えた食事をするのではない食べ方、食物の選択の仕方があります。

皆で牛に進化して、世界中の人々の心身の健康のために、世界中の人々が食事をおいしく、安全に摂る方法です。

健康に生活するという目的を持って、日々、自分の健康によい食物を意識に聞く選択をする牛に進化してみますと、いろいろなことが分かりますよ。

皆さん。食後は、すぐ横になって、牛になってみましょう。牛に進化するって、「どんな感じかな……」。

○私のケイシー流食養生

私は困っている人々に、「神の栄光」という「意識」を売って生活しています。そこで、自分のことを「意識屋さん」と言います。

私のことを知っている人は、私が日々に、どんな食事をとったらよいかを意識に聞きながら生活していると知っています。

それはエドガー・ケイシーのリーディングの食事法と基本的に同じです。

私の食事をざっと記録しますと、こんな具合です。
◎食事は、神の住まいとしての肉体を活性化させます。愛や平和、幸福は存在感という肉体の感じです。日々の食事に気をつけて肉体を活性化しておきますと、私たちはハッピーを感じます。

◎神は日々の食事を通して働かれています。飲食物を摂るときには、あれや、これやと考える前に、神と、この食物を作り、運び、供給し、料理されたたくさんの人々に、「いただきます」「ごちそうさま」と祝福、感謝し、そのことに感動しながら食事をします。

◎朝起きた時、熱すぎも、ぬるすぎもしない白湯を飲みます。

◎食前（およそ三十分前）、食後に水分を摂ります。

◎朝食は一日おきに柑橘類だけの食事をします。普通サイズの温州みかんなら四個、伊予柑なら二個、甘夏なら一個です。夏のみかんがない時期には、生しぼりのジュースを飲みます。

◎野菜サラダは、昼食に食べています。人参おろしに、適量のオリーブ油、ウスターソース、マヨネーズなどを加えて和えます。自宅の庭で育てた三種類以上の、緑の濃い季節の葉菜類を千切りにして加えて食べます。オイシイ。

◎野菜サラダを食べるときには、必ず、ゼラチンを溶かしたお吸い物かスープを摂ります。二人分で、およそ五グラムの粉末ゼラチンを、お椀の中に入れた少量の水に振っておきます。それに、海藻や葱などを入れ、がんを予防する働きのあるキノコだしのスープや体力をつける鰹だしのお吸い物を作って注ぎます。
◎わが家は、白米、白砂糖、白いパン、白いうどん、白いスパゲッティ、それに、天ぷら、揚げ物、フライ、炒め物は、原則として立ち入り禁止です。わが家で生活することを選択した魂は、離乳食から玄米食です。わが家にはそれしかなかったのです。パンやうどんも玄麦のものを食べています。
そこで、子どもが少し大きくなって、スーパーなどに、いっしょに買い物に行っても、親が菓子やケーキやパンを買うはずがないので、子どもは、それらに見向きもしませんでした。
◎リーディングは魚、鳥、ラム以外の肉類はすすめていません。それらは、健康に良い食品です。
ところが、菜食主義者の集まりであるわが家の冷蔵庫には、鳥、ラムさえもありません。
◎味噌、醤油、納豆、漬け物、ヨーグルト、チーズなどの発酵食品は健康食品です。
◎海藻類もまた健康食品としての価値が高いので、毎日食べています。
◎私は酸っぱいものが苦手です。酢は少量を調味料として使うだけです。
◎梅干しも少量しか食べません。

◎生のりんごは、りんごダイエット以外のときには食べないようにしています。りんごダイエットは酸味の多い津軽早生とか、ジョナゴールドが適当です。りんごは、焼きりんごにして食べています。焼きりんごは、甘みの多い富士の系統のりんごが適しています。焼いたりんごは、誰にでもおすすめの健康食です

◎緑茶は、少量を午前中に飲みます。

◎野菜を煮る時は、材料の栄養を保つために、鍋のふたを閉じ、調味料は最後に入れます。また、栄養が溶けこんでいる煮汁を飲みます。

◎温野菜は夕食時に摂るようにしています。

◎一日に一個か二個のアーモンドを食べます。するとガンに罹患しにくくなります。特に乳ガンを予防します。

◎一日に一個のプルーンを食べています。

◎全食事の八割をアルカリ性食品にします。ワインの赤はアルカリ性の健康食です。

◎必要に応じ、ヒマシ油の湿布、コロニックスをするのも食養生。

◎胃腸の働きを活発にするために、定期的に脊柱にそうマッサージをします。

◎胃腸の働きを活発にする体操は、次に述べる「寝て歩き」や「左右倒し」です。

○体操も食養生

誰にとっても、体操はやらなきゃ損。しかも、ただ。

今生の私はデリケートな胃腸で生活する人生を選択しています。その胃腸との付き合いかたが上手になったのは、つい二十数年ほど前のこと。私は冷たいもの、甘いもの、食べ過ぎに注意すればよいのです。

それに、誰でもできる、ゆっくりゆらゆら、のびのびゆらゆら体操をすれば、胃腸は上機嫌。おかげさまで健康で快適に生活しています。

そこで世界中の人々の健康のために、このゆっくりゆらゆら、のびのびゆらゆらという体操が食養生としても脚光を浴びます。

それぞれの人に合うそれぞれの体操があります。

しかし、どんな体操でも、ゆっくりゆらゆら、のびのびゆらゆらとやります。すると、肉体はすぐに機嫌をよくします。

ここでは、もう三十年も前から皆さんといっしょに、ゆらゆらとやりつづけている、おなじみの「寝て歩き」、それに「左右倒し」体操を紹介します。

○寝て歩き

「歩く意識屋さん」である私は、人間はベッドに寝ていても歩くことができると主張しつづけています。それが「寝て歩き」。

汗もかけば、心臓もドキドキしてきます。

超ゆっくり歩き、早歩き、駆け足もできます。もちろん、自転車もこげますし、スキーやスケートもできます。特に、「自転車こぎ体操」は健康によい体操です。

はじめから寝ているので、ベッドの上で転んでけがなんかしません。体の一部が動かせない方は、動かせるところだけを動かせばよい。いよいよ動かせなければ、動かした実感があればよい体操になります。

○「左右倒し」

上向きに寝ます。両膝を立て、その両膝を右に、左にとゆっくりと倒します。

ところで、皆さんは、私がマッサージをしているのを見ていますと、私が手を動かしているように見えます。しかし、私は自分の手を動かしてはいません。

自分の腰を動かしているのです。

私の手は、腰の動きにつれて、鞭のように動かされているだけ。手は動かしてはいません。手を動かしていないので、マッサージをされる人も、する人も、気持ちがよいのです。手を動かしてマッサージをしますと、手でこすられている感じがします。

それに、自分がニッコリいい感じで動いていますので、何十人マッサージしても決して疲れないのです。

私をご存知の人たちは、このことをよく知っています。こんなことは、誰でもすぐにできます。皆さんは、知らないからしないだけです。

同様に、左右体操のとき、私は両膝を左右に倒してはいません。見ている人には、私が両膝を左右に倒しているように見えているだけ。

それが証拠に、誰かが私の膝が動かないように力いっぱいに押さえていても、私の両膝は軽々と動いていきます。これも、私を知っている人は三十年前からよく知っています。

私は、自分の上になっている腸骨をベッドと水平に動かしているだけ。

こんなことは誰でもできるのに、皆さんは知らないからしないだけ。

「左右倒し」は、全身のこりをとり、内臓の働きを活性化させ、食養生の一環となります。誰にでもやってもらいたい体操です。

まず、両膝を左右どちらかに倒します。そして、両膝なんか放っておいて、今、上になっている腸骨を背中の方へベッドと水平に、どこまでもどこまでも動かしていきます。

ゆっくり、ゆっくりと動きます。すると、両膝は仕方なしに動いてきます。

両膝が動き終わっても、腸骨を、もっと動かしていきます。すると、両膝は、自然に、反対方向に動いてきます。

両脇、首、頭、肩、肘に力を入れません。それらが全部、どこにも力が入らないようにして、動くところまで動いていきます。フンワリいい感じ、ああフンワリいい感じという感じです。

体全体が軟体動物になったように、グニャー、フニャーと自由に動いていきます。そのグニャー、フニャーという体の動きをよく感じます。

こうして、体の動きの感じを観じるのは魂の喜びです。

ところで、今は、これを、もっとやりやすくしています。

左右の膝を右か左側に倒します。上になっている腸骨を水平に後ろ（背中の方）に引いておきます。その状態で、上になっている腸骨をぐるぐる回します。水平に回す。縦に回す。

反対方向に回す。いろいろやってみてください。

反対側もやります。

脊柱の全部、両手、両肩、頭も、動きたいように動きます。

どこもかしこも、ゆっくりゆらゆら、のびのびゆらゆら。これで充分。

ゆっくりゆらゆら、のびのびゆらゆら体操をつづけていますと、自分の肉体の各部分が、今、どんな感じの動きを体験しているのかがよく感じられるようになります。これは、こうして肉体を持って人生体験をしている意識の醍醐味です。

ある、ある、いっぱいある

○リーディングを生きて半世紀

早いもので、エドガー・ケイシーのリーディングに感動してから半世紀を超えてしまいました。

その長い間、リーディングが伝えている生命（意識）の造る（創造力）、知恵（法則）と慈しみ（愛）の働き（力・エネルギー）を信頼して生きてきたおかげで、本当に、多くの人々のお役に立つ生活をさせていただいています。

そして、日々、皆さんとごいっしょに、私たちみんなの生命（意識）の造る、知恵と慈しみの働きのスバラシさに感動する生活を送っています。

私たちは、誰もが、このままで生命（意識）。

世界中の人たちが、みんなで同じ一つの生命（意識）を生きています。

私たちは、こうして肉体を持って生き、生活する生命の「造る、知恵と慈しみの働き」。

皆さんお一人お一人が、みんなこのままで「造る働き、知恵の働き、慈しみの働き」。

お一人、お一人が、そのままで、この働きを活かして生活しているすごい存在。

その働きは、すべてが一つに組み合わさって働いている壮大な「仕組み」。


すべての問いかけの回答は、すでに、私たちの生命（意識）の働き（仕組み）の中に、活き活きとして「ある」。

今、ここに、アイデア、工夫、チャンスとして「ある」。


この「ある」を活かして困っている人々のお役に立つ生活をするのが快適な人生体験。

そこで、自分が人々のお役に立つコツは、まず自分という存在そのものの「造る、知恵と慈しみの働き」が「ある」と気づいていて、それを日々、自由に活用する生活。


ところが、多くの人々はそれを知らないのです。

自分が、生命（意識）として、その壮大な「仕組み」の一端を受け持ち、今、すでに何でも与えられているのに、気づいていません。

すべては今ここに、豊かに「ある」。

私たちは、豊かさそのものとしてここに「いる」。

「ある」は、日本語では「いる」と同じなので、時には「いる」と言います。


今、ここにいる自分はトテツもなくすごい存在であるという「真実だけがある」のです。

◯「ない」という存在は無い

人々は、あまりにもスバラシイ。

生命（意識）の仕組みを自由に操って「ない」体験も造ってしまう存在です。

私のところに来る、お困りの人生相談や健康相談の源流は全部、自分には何かが「ない」、あるいは「足りない」という決めつけ、思いこみ、感じこみの無意識の癖からきています。

う、う、う。これは悲しいことに錯覚。


「能力がない」「チャンスがない」「どんな仕事に就いていいかわからない」「お金がない」「時間がない」「希望がない」「身のまわりの人が自分に何かをやってくれない」「自分が人にどう思われているかわからない」「友達がいない」「健康ではない」「身近にいる気になる

人とか弱い人を攻撃せずにはいられない」。

多くの人々は、自分には何かが「ない」と感じていますから、「なくてはいけない」「ナントカしよう」「ナントカしなければ」という生活を送り、その体験を自分の人生にしています。

ともすると、ずる賢く立ち回り、人を脅したり、人と対立し、攻撃し、自分にはないと錯覚し、自分にはないと感じているものを奪ってでもナントカしようとする体験を選択してしまいます。

私たちの魂はその体験ををシッカリと記憶して忘れません。

この「うまくいかない」、「うまくいっていない」、あるいは「うまくやれない」記憶は、今生の日々の生活ばかりか、来生にも影響します。

実は、自分にとって困るカルマというのが、この自分の「ない」記憶といってもよいのです。

前世で、心の底ではしてはいけない、あるいは、しなくてはいけないと感じていたのに、うまくやれなかった残念な記憶がいやなカルマです。

魂は、再びそれを体験する人生を選択します。

これまでに記憶されている「ない」という「いやな感じ」の体験ではなく、「ある」という「いい感じ」の体験を選択し、他の人々にも「私たちは本当にスバラシイ存在である」と感じていただける人生に挑戦します。

「ない」という錯覚の記憶は、前世ばかりか、もう忘れてしまった幼い時期の記憶の中にもばっちりと潜んでいます。

これが、自分の、無意識の決めつけ、思いこみ、感じこみの「ない」という癖。この自分では気づかない「ない」という癖が日々の生活を、人生を、未来の体験を制限し、思ってもいない厄介な、錯覚の体験を造りだします。

ケイシーのリーディングによれば、毎日の生活の中で感じる怒りやストレスが発散されない状態がほとんどの関節炎の原因と言います。

その怒りやストレスは「ない」という自分の決めつけ、思いこみ、感じこみの癖からきている錯覚。

自分に「ない」、あるいは「足りない」のが許せないと言う「罪悪感」。

私たちはみんなで一つの生命（意識）を生きています。それは具体的な働き、仕組み。私たちに、自分が正しいと主張する癖がありますと、自動的に、他の人を非難、批判、否定します。

これでは、自分自身を非難、批判、否定しているのと同じです。私たちの無意識の「ない」という決めつけ、思いこみ、感じこみが、自分自身を非難、批判、否定する「罪悪感」を造ります。

これらは、先と同様に、過去の生涯からも、幼いときの記憶からもやってきます。

私たちは、今のこのままで、間違いなく「ある」という、何とも例えようもないスバラシイ存在（ある）です。

この「ある」という存在感がすべてを育む「慈しみ・愛」。この「ある」がすべての「ない」という記憶を癒してくれます。

残念なことに、これを聞いても、多くの人々は、断固として、自分はそうでは「ない」と決めつけ、思いこみ、感じこみ、「これしかない」という架空の物語（考え）にこだわります。

他のたくさんのアイデア、工夫、チャンスがあるのが許せません。それらを一切無視します。

ありがたいことに、私たちの生命（意識）の仕組みの造る働きは自由自在。自由自在の「ある」だけが無尽蔵にあります。

日々の生活の中で、自分には何かが「ない」から、何かが「足りない」から、何とかしなければとする不自由な体験ではない自由な選択とその体験が「ある」のです。

私たちを自由自在にするアイデア、工夫、チャンスは、存在の仕組みの中に無限に「ある」のです。

そこから、自分らしい新しいアイデア、工夫、チャンスを取りだし、自分らしい新しいやり方を自由に造って活用する新鮮な体験が活き活きした人生。

「ある」は「自由自在の選択」。

私たちは自分らしい勢いのある新しい体験を自分で自由自在に造り、日々を楽しみます。

この自分で造る「ある」という新しい体験の記憶は、自分ばかりか、世界中の人々の心身の健康のお役に立ち、この生涯ばかりか、来生に影響するよいカルマになります。

○聞いて、聞いて、聞きまくる

ご存知のとおり、私は何とかして治そうとはしない治療師。

治療する方法の全部を、生命（意識）に聞いて、聞いて、聞きまくる治療師です。

この方法は、「超『意識活用』健康法」（たま出版）に書きました。

私はいつも、瞑想、夢、この本に書いた方法などで、生命（意識）に、工夫して聞き、活用して聞く治療をしています。

現代では、多くの人たちが、頭で考えた治療をしています。私は、頭で考えるのではない治療法も選択している治療師なのです。

要するに私はどちらでも、今ここで、その人に効く方を選択します。

ある人の一つの症状をとる方法は、それこそ星の数ほどあります。

私には、無限にある感じがします。

私はエドガー・ケイシーのリーディングをベースにした独特な方法で治療しています。当然、無限の方法の中にある考えるという選択も視野に入れています。

そして、当たり前ですが、頭で考えた選択肢は、実行する前に必ず、それが有効かどうかを意識に聞いてから実行します。

意識に聞くのに、一秒か二秒しかかかりません。

○魂に響かせる

これから、日々が新鮮な人生を送りたい人は、「ある、ある、いっぱいある」とコトバに出して決めつけ、思いこみ、感じこむ体験をしてください。そして、自分の心の奥の「ない」という記憶を「ある」という響きに変えてしまうのです。

すると、意識が「ある」体験を造ってくれます。

その上、自分の自由自在の決めつけ、思いこみ、感じこみの「ある」体験を選択しつづけます。すると、関節炎ばかりか、心身の痛みや不調が調整され、自分ばかりか他の人々のお役に立つ活発な生涯が展開します。

しかも、この方法は、お金が何もかかりません。

やった人の「ある」体験のし勝ちです。

私は、この「ある、ある、いっぱいある」で治療し、人生をやっています。

私は、この「自分の在り方」で治しています。

それは、自分が「光」「静けさ」「ニッコリいい感じ」「愛がいっぱい」「希望」などで「ある」と感じて、「ここ、ここ」とその感じが働かれる場を指定する方法です。

この方法は、人類みんなのもの。

今、ここにいる皆さんそのものの「ある」は、本当に具体的に働きます。皆さんお一人お一人は、その働きをしているすごい存在として「ある」のです。

不思議に、「ある」は、私たちが、「ある」の働く人や場所をハッキリさせたとたんに働いたり、私たちが「ある」が働かれるのを意識するだけで働いたりもします。

「ある」に働いてもらえば、誰でも、そのまま、そこに「いる」だけで、立派な心身の治療師。

「ある（いる）」は、自分には、すべてがすでに与えられて「いる（ある）」という事実に気づくと働きます。そして、今、自分が、ここに「いる」だけで、勝手にどんどん働きます。

「ある」は、具体的な「働き」。いつでもどこでも、誰がやっても必ず働きます。

「すべては一つ」という仕組みが働くので、時間とか空間を越えて具体的に効果を発揮してくれます。

そこで、この働きは、どんなに遠くに離れていても、その働く場や人がハッキリしていたら、その場や人に働きます。

バカバカしいけれど、私たちが指定した場でしか働かないのです。

この世ばかりか、あの世でも、そしてあの世にも働きます。

この「ある」体験は、人類の「希望」です。

○「理想」と「目的」

このように、「光」「静けさ」「ニッコリいい感じ」「愛がいっぱい」「一つ」「ある」などは、私たちが、この今、誰でも、そう在りたい状態です。そこで、「光」、「静けさ」「ニッコリいい感じ」「愛がいっぱい」「一つ」「ある」などは、私たちみんなの「理想の在り方」。

当然、世界中の人がみんなで同じ「理想」を生きています。


私たちはみんな、そのままで、それなので、何とかそうなりたいとしなくても、今のこのままで「理想の存在」。それ以外の存在ではないのです。


ここにあげている「理想の在り方」は、私自身の理想の在り方。

皆さんお一人お一人は、自分らしい感じの「理想の在り方」を自分で決めてください。「理想」は、他の誰も決めてくれません。

これはちょうど銀行のＡＴＭの暗証番号のように自分が一人で決めます。ついでに、その働きもそっくりです。

生命（意識）銀行のＡＴＭの前で、暗証番号（理想）を押し、金額（目的）を押し、決めつけ、思いこみ、感じこみボタンを押しますと、目の前に、指定した金額のお金（自分のこれからの体験）が現れます。不思議。

私たちは、自分の暗証番号がキチンと働いてくれると信じて疑いません。

なぜなら、これが、銀行業務の世界で、ＡＴＭを操作して現金を入れたり、出したりするやり方、知恵、仕組みだからです。

今、こうして、この社会で生活している人々は、自分の決めつけ、自分の思いこみ、自分の感じこみで選択した暗証番号を働かせて、銀行のＡＴＭを活用しながら、快適な日々を楽しんでいます。

皆さんの決めた暗証番号は、皆さんお一人お一人がどういう存在であるかという、皆さんの身分を表しています。自分の暗証番号は、自分がこの銀行という仕組みを活用している大切な一員ですという印です。

いいですか。それがどんな番号でも、どんな並び方をしていても、私たち一人一人が、自分は「誰なのか」、自分は「何なのか」を表している記号です。

そして、皆さんは、ナントカして、自分の「暗証番号」になろうとはしません。そんな必要がないからです。

自分が、自分の銀行の「暗証番号」であろうともしません。自分が決めつけた「暗証番号」は、自分は、すでに、この銀行を活用している存在であるという証明だからです。


今こうして、私たちは自分の預金がいっぱいある生命銀行のＡＴＭの前にいます。

さあ、皆さんの「理想」という暗証番号は何ですか。

あなたは、「誰」なのですか。

あなたは、「何」なのですか。

どうぞ、ご自分で決めてください。


いいですか。私たちの生命銀行の「理想」は、この世の中で金銭業務を行っている銀行の「暗証番号」とは違って、どこの国の言葉でも、どんな記号でも、何も問題ではありません。

私たち一人一人の決めつけ、思いこみ、感じこみに従ってきちんと働きます。

例えば、自分は日本語の「愛がいっぱい」であるという「理想（暗証番号）」にしたとします。

私たちは自分が何とかして、その「理想（暗証番号）」になろうとしなくてもよいのです。

私たちは自分がナントカして、自分の「理想（暗証番号）」であろうとしなくてよいのです。自分が決めた「暗証番号（理想）」は、この生命銀行に無限の富を預けている口座を持つスバラシイ存在であるという印です。

この「暗証番号（理想）」は、自分の活動のため、日々に使うものです。

私たちが何とかして、自分の決めた「暗証番号（理想）」になっていなくては働かないというものではありません。

また、「暗証番号（理想）」は「一つ」で充分。二つも、三つもあったらややこしい。

さらに、自分にもっとピッタリの、自分が気に入った別の「暗証番号（理想）」があれば、それに変更します。

私たちが銀行のＡＴＭで、自分の暗証番号を簡単に変更できるのと同じです。

私たちはこの今、このままで「理想そのもの」であるとハッキリさせ、そう決めつけ、そう思いこみ、そう感じこめば「理想」は「造る、知恵と慈しみの働き」。「理想」は具体的な働きをする「仕組み」なので、バカバカしいくらいにきちっと、愚直に働きます。

「理想」は、霊的な世界の暗証番号なのです。

この「今の自分の在り方」をハッキリさせることを、「理想をハッキリさせる」と言います。

「理想」がハッキリしたら、私たちが「ここ」、「誰」、「何」などと、「理想」が具体的に働く場を指定するのを「目的をハッキリさせる」というのです。

私たちが自分の目的をハッキリさせますと、「理想」は目的の場、目的の人のところで間違いなく働きます。

私たちの目的がハッキリしますと、その時に必要な情報、アイデア、工夫などがインターネット、テレビ、新聞、本などを通して、私たちのところにいっぱいやってきます。

私たちは、その内のどれかを選び、「理想」とともに行動します。

私たちには「自由自在の選択と行動」が「ある」のです。

そして「理想」といっしょに働いた結果を自分の体験にします。

結果は、「理想」の「造る、知恵と慈しみの働き、その時、その場の勢い」にすっかりおまかせしてください。その時「ここにあるこのままは、このまんまで最高」という「おまかせの感じ」を静かに「観じる」のです。

その結果のあるがままに感謝します。

ここにやすらぎの生活体験があります。

観音様は、人々の悩みや苦しみの音を大きな耳で聞いてくれています。観音様は、人々が出す音の感じを静かに「観じています」。すると、観音様は何もしなくても、人々がみんなそのままで癒されます。

ところで、「理想」は簡単で唱えやすい方が楽です。

私は関節炎になりたくないので、「理想」をリズミカルに明示する方法を使い、いつも、全身に響かせています。

「ある、ある、いっぱいある」。

「ある、ある、いっぱいある」をどうやるかも、ご自分が決めます。私は、「ある」という活き活きした意識を脊柱にそって上下させます。

便宜上、ここでは、私が、上下の無限の感じを深々と意識で「観じる」状態を天（上）、地（下）と表現しています。

「ある（天）、ある（頭）いっぱい（脊柱を下る）ある（腰）。ある（地）、ある（腰）いっぱい（脊柱を上がる）ある（頭）」と感じます。

このやり方に理屈なし。みなさんは自由自在にやってください。

こうして自分の肉体の感じを通し、無限の「仕組み」の「ある」働きを活性化します。

やがて無意識にやっている自分がいて、「ある」体験を自動的に造り出してくれます。

さらに、私は、身の周りの一人一人の人にある、「理想」の働きを感じ、その感じを静かに観じます。

スバラシイ存在

○変なくせ

世の中には、思いもかけないクセを持った変な人が生活しているものです。

私、福田高規も、実はその変なクセを持った変な人間。

今日も、いろいろな事情で苦しんでいる方の人生相談をお受けしました。

人々が語る愛憎渦巻くストーリーをお聞きするのは何でもありません。人々の語るストーリーに自分の意識で参加することができるからです。

どうやって参加するかといいますと、まず、自分の肉体を「愛がいっぱい」にして、その感じを意識します。それから、そのストーリーに登場する人々を意識します。それだけ。

すると、宇宙よりもデッカイ「愛」が即座に働いて、人々の意識が変化するのです。こうして、「愛がいっぱい」が、人々が語るストーリーを愛でいっぱいにしてくれます。

私は、その愛がいっぱいの働きを祝福し、感謝します。

ところが、小説とかテレビ劇などのストーリーは私が感じ意識している「愛がいっぱい」と関係なく進んでいってしまいます。

そのストーリーに私の「愛がいっぱい」という意識が参画できません。できないと、私の心は登場する人物に対する非難や批判でいっぱいになり、ガクンと疲れてしまうのです。

そこで私は、ストーリーを追うのをやめ、演技している人たちや、その作者を「愛がいっぱい」にして、何とか正常を保とうとします。妙なクセを身に付けてしまったものですね。

ところで、「愛がいっぱい」は肉体の「存在感」という感覚です。

みかんの味が、味覚という肉体の感じであり、みかんの香りが嗅覚という肉体の感じなのと同じです。

そして、自分の肉体の感じは、それを他の人に説明することができません。みかんの味や香りは、それを知らない人に、言葉にしては伝えられないのです。

「愛」とか「平和」とか、「神」とか「幸福」も肉体の感じです。

人は誰でも、「愛」や「平和」を、体では知っていても、その肉体の感覚は他の人に、言葉を使っては伝えられません。

そして、それらを感じるときには、自分はそれを感じていると決めつけるか、「愛がいっぱい」などと言葉にして言えばよいのです。

「梅干し」と言えば、梅干しを知っている人は、自然に唾液が出てくるのと同じです。

○人間は意識（生命）

私たち人間は意識（生命）です。

意識は、私たちが意識しているものを、そのままに、実際の体験に造ってくれる働き。

人は自分が意識したものを体験したくて、こうして人生をやっています。

私たちが愛を感じてそれを意識し、その愛が働く場所を指定しますと、愛は、その指定した所でシッカリと働いてくれます。そこの場に、もともとある愛を活性化するのです。

こうして、その場で展開しているストーリーが愛でいっぱいに変化していきます。

同時に、愛がいっぱいを感じ、意識している自分の生活にも、愛がいっぱいという体験を造ってくれます。

ということは、自分の人生が、愛でいっぱいになってしまったことになります。愛がいっぱいを感じ、それを意識している人生こそ、愛がいっぱいの人生なのは当たり前。それが、心身ともに健康な生活の体験を造ってしまうのです。本当にホント。ごくごく当たり前の話です。

自分の肉体で愛を感じ、それを意識し、愛に働いてもらいたい目的、または目標をハッキリさせ、自分もそれに必要な行動をとれば、それを自分の「愛がいっぱい」という生活体験にします。

私たちは、誰でもみんな、それぞれに、そういう「造る働きである意識」というスバラシイ存在。でも、多くの人は、このことを知りません。

そこで、ほとんどの人々は、自分はそういうスバラシイ働きを体験している存在であると感じないまま、無意識のクセで意識を働かせながら生活しています。

で、確かに、私たちは、誰でもがスバラシイ意識という存在なのだけど、多くの人は、自分の意識を意識していません。自分が、この今、何を感じているかを意識していないのです。

すると、自分の無意識の決めつけ、自分の無意識の思いこみ、自分の無意識の感じこみが意識され、無意識にそれを造り、それを自分の体験にする日々を送ります。

これは無意識のクセです。

こうして、ごく普通に、自分を含め、人々への無意識の非難、無意識の批判、無意識の否定という、心身にとっていやな意識状態で生活します。これは、心身が疲れる体験。

人は、自分が何を造っているのかを意識していなければ、自分の未来に対する不安を感じながら生活します。意識は、その不安も造り、それをこれからの自分の体験にします。

また、自分を、たいした存在ではないと思いこみ、そのように感じているなら、それを日々に造り、それを日々に体験する生活をします。

また、人々は、自分がスバラシイ存在になるためには、ナントカして、何かを変え、何かをしなければならないと決めつけてしまいます。これも無意識のクセです。

それに対して、ナントカしようとすると、それを造り、ナントカしようとする体験をしつづけます。これが、私たちの意識の造る働き。

私たちは、ナントカして、自分の外にある何かを変えるのではなく、ただ、自分の肉体の感じを、自分は、このままで、最高にスバラシイ存在であると決めつけ、思いこみ、感じこめばよいのです。

そこで、エドガー・ケイシーのリーディングは、私たちに、自分の最高の在りかたとしての「理想」をシッカリと感じ、意識するクセをつける方法を勧めています。

○理想の意識状態

ここでいう「理想の意識状態」とは、自分の「今の最高の存在感」という肉体の感じ。

毎日をどういう感じで生活したいかを自分が決めます。

その「自分の最高の感じ」が、自分の「理想」。

それは、自分の「今の最高のありよう」という肉体の感じです。

いいですか。「自分がそうありたい理想」ではありません。

これから、なんとかして到達するべき理想の意識状態ではないのです。

「このままで充分」、今の「あるがままで充分に充ち足りている」という肉体の感じです。

理想とは、ナントカしよう、ナントカしよう、とはしていない「今のこのままの意識状態の理想」です。

そして、自分にピッタリの「理想」を自分が決めます。

自分はこうであると決めつけてしまう「理想」。

たった今、自分はこうであるという「理想の意識状態」。

その「意識状態の肉体の感じ」。


例えば、「愛がいっぱい」という肉体の感じの意識状態を自分の「理想」と決めつけます。

「愛がいっぱい」という感じは、私たちがこれからなんとかしなくても、今すぐ瞬時にその状態になれます。

自分は「愛がいっぱい」なのだと決めつけ、思いこみ、感じこむだけです。

私たちにとって、それ以上の充足の状態はないので、これは「理想の意識状態」の一つです。


生命意識、宇宙意識、すべては一つ意識、神意識、仏意識、観音意識、不動意識、キリスト意識、光意識、幸福意識、平和意識、豊かさ意識、静けさ意識、知恵意識、慈しみ意識などなど。

これらはみんな、今、この時、私たち一人一人を通して、活き活きと働いている最高に尊い生命エネルギーです。

そのどれでもが、私たちの理想です。そのどれでもよいのですが、自分にピッタリの意識状態を自分の「理想」と決めつけて生活してみてください。

やってみると、そのどれでもが、「一体感」「存在感」「信頼感」からくる祝福と安心という意識状態です。

自分で「愛がいっぱい」という理想を決め、肉体で、愛をいっぱいに感じながら、自分の人生、私のガン、誰それさんと、「愛がいっぱい」という「理想」に働いてもらいたい目的、あるいは、目的の場をハッキリさせます。

すると、「理想の意識状態」としての「愛がいっぱい」という自分の「理想」は、今、自分が体験している人生、今、私の体験しているガン、今、自分が体験している誰それさんのところで立派に働いてくれます。その場、その人が「愛がいっぱい」で活性化されます。

その場その人として、もともとある「愛」が活性化して、活き活きと働くのです。

これは、なんと「愛がいっぱい」の体験であることでしょうか。

それはまた、なんとありがたい体験であることでしょうか。

このクセを自分につけ、それを生活するのは生涯をかけてやる大事業となります。

私たちは、自分の「理想」がシッカリ決まっても、社会生活をする上でのさまざまな目的や目標に対してはごく普通の対応をします。

例えば、「愛がいっぱい」といっしょに、大切な自分の人生をしっかりと支えるし、ガンになったら、「愛がいっぱい」とともにその治療をし、身のまわりで生活している誰それさんは、いつも自分を通して「愛がいっぱい」で充ちあふれていると感じ、優しい言葉や態度で接します。


その結果がどうなるかは「理想（愛がいっぱい）の働き」にまかせてしまいます。

私たちが「愛がいっぱい」という理想状態であり、目的をハッキリさせて本腰を入れて働いたら、それで、もう充分な人生体験。


うまくいかなかったら、それをそのままに感じ、認め、祝福し、うまくいかなかったことに対する必要な対応をし、それから学び、それを貴重な体験にします。

うまくいかなかったことは、うまくやれるようになるための道筋、ステップ。

私たちは、うまくやれない体験をしないで、うまくやれるようになる体験はしないのです。

こうして、失敗を積み重ね、自分らしい工夫をし、ますます上手な「愛がいっぱい」の使い手になる体験を積みます。

この世では、日々に、自分らしい工夫をして、いろいろとやってみる体験を積みにきているのが人間です。

いつでも、それを「今」やらなくてはやる時はありません。

これをやるのに、人は、自分の「生命・意識」と「今」以外に、準備するものも、用意するものも何もないのです。

○決めつける

「理想」とともにある生活は、ごく普通の常識的な生活です。

「理想」を決めていない人と、何か違いがあるとすれば、自分が気に入らない出来事に対し、これも自分が選択した体験と感じ、自分がそれに、積極的に、オモシロがって対応しようとするところです。

いつも「愛がいっぱい」であることを選択するわけなので、何事からも逃げない生活をするようになります。

すると、自分や人に対する非難、批判、否定、心配、不安などによく気づいていますので、それらを選択しません。それらを自分から放して、静かにいかしてしまいます。

こうして、自分や人に対する、やさしさ、愛、喜び、充足、安心を感じ、「愛がいっぱい」にオマカセで、「ニッコリいい感じの今」を選択する日々を体験します。

日々に「愛がいっぱい」とともに、自分の考え、自分の人生、神、時間、物事を活かそう活かそうとします。それこそが自分の人生と決めつけているからです。

当然、日常生活の中では、体の具合の悪いこともあるし、いやなことも起きます。

しかし、「愛がいっぱい」を感じ、それを意識するのが人生の最大の関心事になると、自分の病気、いやな人、いやな出来事などは、自分が「愛がいっぱい」を造り、表現し体験する材料です。

世の中とは違う、人とは違う自分らしい「愛がいっぱい」を表現し、それを、ほかの誰でもない、自分らしい「愛がいっぱい」の体験にするのです。

例えば、風邪を引いたら、風邪を引いたのです。それをいやがらない、非難しない、批判しない、否定しない、怖れない、不安にならない。

そこで、風邪を引いている人といっしょにいても、風邪をもらうのも、一つのいい体験と思っていっしょにいます。風邪は、そんな人を好きにならないのでしょうね。引いても、すぐに出て行ってしまいます。

そこで、風邪を引いたことにこだわらない。風邪をナントカしようとしない。

といって、風邪を自分のものにもしない。「愛がいっぱい」とともに、風邪の症状をじっくりと味わう。

「愛がいっぱい」を感じながら、風邪に対する必要な自分らしい対応はどんどんとします。

その体験を積極的にオモシロガッテ楽しみます。

風邪を引くって、こういう体験なんだ。

これが上手になりますと、風邪を引かないためのアイデア、工夫、チャンスがどんどんやってきます。それを活かすように生活しますので、風邪を引きにくくなります。

同様に、けがをしたら、けがをしただけのこと。体に痛みがあれば、痛みがあるだけのこと。

そこで「愛がいっぱい」とともに、体の具合が良くなるように、当たり前の対応をします。

「愛がいっぱい」とともに過去を顧みると、過去は今のために、そうであったのです。

すんでしまった過去のことなどは全部、「愛がいっぱい」といっしょの体験の道筋、道程。

それをそのままに祝福し、感謝します。

そして、この今、「愛がいっぱい」と共に過去のその時をじっくりと味わって、過去を「愛がいっぱい」で祝福し、その体験を自分から放して行かせてしまいます。
行ってしまったら、もう、祝福された過去の体験にはこだわりません。

自分のそばに、いやな人がいても、いい人がいても、同じように、「愛がいっぱい」の対応をするだけ。

自分のまわりの人々をナントカ変えようとするのではなく、自分の人生をシッカリと生きていく。自分が人々に、愛の言葉で語りかけ、その人々に、自分がお役に立とうとする人生を生きていくのです。

人々が自分に、やさしくしてもらいたい人生ではなく、自分が人々に、ほんとの意味でやさしくして差し上げる人生を生きて行く。

念のため、「愛がいっぱい」は自由自在。「愛」は、こうあらねばならない、「愛」は、こうしなくてはならないなどが一切ありません。

ある人に、何もして差し上げない、その人を構わないでいる、その人から離れていて差し上げるのも、愛がいっぱいの態度。

その人は、「愛がいっぱい」のスバラシイ力を持ち、「愛がいっぱい」のスバラシイ人生を生きて行き、「愛がいっぱい」のスバラシイ生活を体験すると祝福します。

その人が、自分の人生を「愛がいっぱい」といっしょに生活していく力があると感じて差し上げ、「愛がいっぱい」に感謝し、静かに、そっと離れて見ているのです。

このように、自分が祝福して差し上げるスバラシイ人はそのままにして置きます。その人は、その人自身の人生を、その人らしい「愛がいっぱい」で、その人らしく自由に生きて行かれればよいのです。

私たちが積極的に何かをして差し上げる方は、身近にいて、今、このとき、私たちの助けを必要としている方です。

オモシロイことに、理想をシッカリ持っていても、自分に非難、批判、否定、心配、不安などがなくなってしまうわけではありません。

自分の肉体の感じの体験として、それらは日々にやってきます。自分といっしょにあるそれらもまた、肉体の感じです。そのままに充分に感じ、認め、祝福し、感謝し、そのまま行かせてしまいます。

私たちが、自分の肉体で、充分に感じる体験をしてしまったら、それらは、自分の肉体から消えていきます。

消えたら、もうそれにとらわれない。いつものとおりの生活に「愛がいっぱい」を感じ、その感じを意識し、自分自身の日々の体験を祝福し、感謝する方に忙しくしています。
それに充足しているのです。

肉体的にも、精神的にも、人生そのものも、元気な生活をしたい人は、健康を感じる生活を選択します。

そのために、「理想」とその働かれる場をハッキリさせ、食物の選択と肺、大腸、腎臓、皮膚からの排せつに留意し、脊柱や各関節を柔軟に保つためのマッサージ（指圧）、体操、各種の湿布、吸入などをするのです。

その中でも、最も簡単で強力な健康法が、この「理想を生きる」です。

さて、こういう話を、こうして他の人にする人は、私のような変な人です。

「常識」をシッカリと意識して生活している普通の人は、私の「理想」は「愛がいっぱい」なのですとは言いません。これを他の人には言わないものです。

世間は、そう言っている人を受け入れません。「変な人」と変な目で見ます。

こうして、私は、変な人なのです。

ここで、変な人は、もう一言あります。

「自分や他の人たちを無条件に祝福し、無条件に愛でいっぱいにして差し上げ、無条件で光り輝かせるのを、自分のクセにしましょう」。


すると、変な人間の話を聞かれた多くの人は、こう言います。

「でも、私は、どうしても、あの人を祝福できません。愛せません。光をあげることもできません。こんなことがありました。あんなことがありました……」

そこで、この変な人は、また言います。

「その、できない自分を祝福してください。そのままの自分を愛でいっぱいにしてください。自分の全身を光にしてください。無条件に……です。

そして、あの人の名前を言えば、これで充分。いつでも、どんな時にも、あの人とともにある祝福が、愛が、光があの人とともに、キチンと働きます。あなたも、愛を充分に働かせたのです。これで大丈夫です」


あなたとともにある祝福と愛と光をシッカリ感じていてください。これで充分。

あとは、何もしなくてよいのです。私たちは、ナントカなんてしなくていいのです。私たちが、ナントカしようとしますと、それが祝福と愛と光の働きを妨げます。

さらに、もう一言、あの人が困っていたら、自分が祝福と愛と光りに充たされながら、自分のできる範囲で、気軽に助けて差し上げましょう。

そして、その体験を全部忘れます。そんなことにこだわらないでください。

さて、このあたりは楽団の指揮者によく似ています。指揮者は楽器を演奏しません。歌いもしません。

でも、自分の全身で音楽を感じきって自分らしい音楽を造り、それを披露します。

変な治療者としての私が、皆さんに問われているのは、今、「愛をイッパイ感じているか」です。この今です。

全部は自分自身の自由な選択とその体験

○不安が大好き

私たちの意識は私たちが自由に選択した自分自身の想いを現実の体験に造ってくれる働きです。

私たちの人生は自分の選択を自分で体験するオモシロイゲームです。

普通、私たちは、まったく気づかずに、自分の決めつけ、自分の思いこみ、自分の感じこみなどの想いをこの世界に造り出し、それを、自分の体験にしています。

その、自分の想いを現実に造り出す体験がしたくて、こうして生活しているのに、人々はそれを知りません。

それを知ってしまうと、私たちが、日々に、物事を現実に造り出す自分の想いに気をつけるようになります。そして、意識して、いつもの自分の想いを自分が楽しいものにします。すると、楽しい体験が造られ、それを体験する生活になります。

これは、私たちが生き甲斐を持ち、充実した人生を体験する仕組みです。

ところが、多くの人々は、自分が楽しめないような、怖れ、心配、否定、非難、批判が大好き。それらを自分の想いで選択して、それを毎日の体験にしながら生活しています。

例えば、ここに安心と怖れがありますと、人間は、安心をとるよりも、自分が不安になる怖れの方を選択します。これは実に不思議な話なのですが、安心の方をとる人はきわめて少ないのです。

そこで、頭の良い人たちは、それを利用し、多くの人々を怖れさせて、その人たちを、自分の都合がよいように操作します。

このやり方は、政治、経済、医療、広告、国際関係など、どの分野でも、広く日常的に行われています。

また、多くの人たちは、そのようにして操作されるのが好きです。

こうして、操作されている人は、その同じやり方で、今度は、自分が他の人たちを怖がらせ、人々を操作して喜びます。こうして、この世の中は、怖い話に充ちてしまっています。

これは善悪、正邪ではありません。私たちは自分の選択を自分が体験するという意識の仕組みです。

人々は単に自分の利益のために、人を怖れさせるという自分の想いを造って、皆で不安という選択を体験してみているのです。

現代はコンピューターという仕組みを使って、いろいろな物語を作って楽しむ時代です。人々は、その物語を楽しみますが、それに飽きたら、その物語をどんどんと変えて、新しい展開、新しい画面にして楽しむことができます。

この私たちの人生、生活もちょうどそんな調子です。

以前の、自分の決めつけ、思いこみ、感じこみで作った物語が気に入らなくなったらどんどん変えましょう。

どうぞ、この今、自分のコンピューターを見てください。

いいですか。自分の過去に立ち上げた時から、この今まで、自分がコンピューターに向かってした体験が記録されていますね。また、たくさんの記録を削除したり換えたりしましたね。

それを今、これからも自分で、どんどん変換することができますね。

意識の世界も同じです。


私たちの過去、現在、未来は、この「今」の中に全部あります。

私たちの過去、現在、未来は、この「今」換えてもらいたくてうずうずしています。

私たちの魂は、この「今」、新しい体験をしたいのです。

私たちみんなの人生は、この「今」、意識という「一つ」のコンピューターで一つにつながって動いています。私たちの決めつけ、思いこみ、感じこみで、どんどん変化しています。

○すべては一つ

エドガー・ケイシーのリーディングは、この宇宙は「すべては一つ」という気づきによって支えられていると言います。

これは、すべての存在を支える働きです。この働きは宇宙のすみずみに充ち充ちていて、この今、活き活きと活動しています。


私たちみんなの生命・意識の連続性が、時間と空間と働き。

永遠は、この今の私たちみんなの生命・意識の働きの連続性。

この今、ここの空間・全宇宙で、私たちみんなの生命・意識の働きの連続性が活き活きと働いています。


私たちは永遠を生きている「一つの生命」。生命は意識なので、私たちは永遠を生きている「一つの意識」。

そして、私たちの生命・意識の知恵と慈しみの働きは、私たちの体験を造る働き。その働きは「すべては一つ」として、今、ここに展開し、働いています。


私たち人間は「すべてで一つ」という存在の働きのうち、自分の自由な想いを実際の体験にするという部分を担当しています。

私たちの魂は、その体験を選択しました。

そこで、私たち一人一人の魂は、こうして地上で肉体を持ち、この今、自分の想いと行動で「時間と空間と忍耐」の体験をオモシロガッテやっているのです。


生命・意識の働きを体験し、生命・意識の働きをもっと理解しようとするのが、私たちと私たちの魂が体験する「忍耐」です。その「忍耐」の体験が「愛」です。

「忍耐」は、生命・意識の連続性の体験です。

○一つの意識

私たちは、超意識（霊体）、潜在意識（魂体）、顕在意識（肉体）で、構成されている「一つの意識」です。そして世界中の人がみんなで宇宙よりデッカイ「一つの意識」を生きています。

超意識が、すべては一つとして存在している海だとすると、潜在意識はうねり、顕在意識は波頭とイメージするとわかりやすいでしょう。この海は時間と空間を一つにし、この今を活き活きと活動しています。

この今の、私たち一人一人の決めつけ、思いこみ、感じこみは、同時に、そのまま、過去、現在、未来の宇宙の隅々に響き渡って影響を与えます。

どなたもみんな、このような、とてもスバラシイ存在として生活しています。それなのに、今日のこの日が楽しめないなんてもったいない。

すべてはまさに一つ。そして、すべてが一つならば、今とここにすべてが存在しています。するとと、意識の世界では、ここにいる自分という存在が、その一つのすべて。

自分の意識以外の意識は存在していません。

また、すべては一つとして存在している意識に、時間と空間はありません。

そこで、原因と結果は全部、同時に起きています。

意識である自分が人にしたことは、全部、自分自身にしたこと。

人に対する自分の決めつけ、思いこみ、感じこみは、全部、自分自身に対する決めつけ、思いこみ、感じこみの体験。

こうして、自分の体験は、自分が造っています。

自分が、いい決めつけ、いい思いこみ、いい感じこみを選択したら、それを、これからの自分の体験にします。

自分が、いやな決めつけ、いやな思いこみ、いやな感じこみを選択したら、それを、これからの自分が体験します。


この世は、時間と空間と忍耐という私たちの魂の体験の場なので、自分が、自分の想いと言葉と行動で、ある原因を選択しても、魂がコンピューターを操作しますと、その結果を体験する方は、遅らせることができます。

魂は、結果を遅らせて、一つ一つの課題をていねいに体験したいのです。

私たちの魂は、今の自分の決めつけ、思いこみ、感じこみの結果を、いつの日か、自分が経験したいときに体験します。

それを、今すぐ体験する選択もできれば、この人生の後半生で体験する選択にすることもできます。さらに来生やもっと後の生涯でそれを体験する選択をすることもできるのです。

これが自分にとって、いいこともいやなことも含め、自分の想いと言葉と行動は自分に還ってくるという生命・意識の「一つとして展開している」体験法なのです。


人々は、人生は何かが偶然に起きると思っていますが、そうではありません。自分に起きることは全部、自分が選択しています。

このようにして、私たちは、日々、自分自身にバッタリと出会っています。

私たちは、自分が自由に選択したものにしか出会えません。

私たちは、自分以外の何ものにも影響されない働きです。私たちは、自分以外からまったく自由なスバラシイ存在です。

この法則を、「蒔いた種を刈り穫る」と言います。

私は、それを「求めたものしか与えられない」と言っています。

そこで、自分が体験したいことは、何はともあれ、積極的に決めつけ、思いこみ、感じこみます。

しかも、自分が一番欲しいものを、他の人々に差し上げるのが最も効果のある体験のし方です。

すべては一つ。本気で、他の人のためにして差し上げたものは、自分にしたのと同じ。自分自身がそれを体験する選択をしたことになるので、それを自分自身の体験にします。これは愛の仕組みです。

自分が欲しいものを自分のために求めますと、自分にはそれがないという状態を求めたのと同じ。あるいは、「自分は、それを求める」という体験を求めたことになります。すると、いつまでもそれを求めつづける体験となります。

そこで、自分の魂が、私たちに一番してほしい生き方をするのが知恵です。

魂が私たちに一番してほしい体験は、今、自分とともに、ここにある、いいことも、いやなことも、このままに認め、つぶさに感じ、それらを積極的に祝福し、感謝し、感動する日々を送ること。

すると、その祝福、感謝、感動の日々がこれからの自分の体験になります。

そう、今の体験は全部、自分が選んだ、自分への大切な贈り物。

端的には、今、ここにあるこのままをこのまんまに、「どんな感じかな……」と感じる癖をつけます。

私たちの肉体を通して観じているのは、「生命・意識の働き」です。この今を「どんな感じかな……」と観じているのは「愛自身」の体験。

そして、私たちを通して「愛」が働いているので、私たちが「このままで大丈夫」と感じるのが「祝福」の体験です。

○カルマ

多くの人は、自分の日頃の決めつけ思いこみ、決めつけ感じこみが、自分のこれからの生活体験になるとは考えていません。

そこで、日頃の自分の、人を非難する癖は、自分が非難される体験を造っているとは気がついていないのです。

また、病気や不幸などの悪いことが起きると、人はよく、これは自分の過去世のカルマなのでと言いますが、それは、カルマというエネルギー、カルマという働きの正確な意味ではありません。

そこで私は間違って理解されかねないので、カルマについてはあまり語りません。

私たちの魂は、神の愛を表現する体験のために、こうして肉体を持って人生をやっています。

カルマは魂が神から離れ、また神に還る偉大な体験を導くエネルギー、私たちを動かす働き。

カルマは私たち自身の自由な選択とその体験。

カルマは神と、自分と、自分の肉体と、自分の周りの人々に対する自分の想いと言葉と行動を、自分自身の体験にする働き。

私たちは誰でも、自分の魂が計画している体験が今生にあるのなら、この生涯のどこかで、それを体験します。同じ法則の体験ですが、これをカルマと言いません。

結果を後の生涯に持ち越し、自分の魂が後の生涯で、それを選択して体験する場合をカルマと言うのです。

誰でもそう、私たちの魂が神から離れて神に還る数多くの人生体験の中で、さまざまな障害を設定した人生を体験します。そういう体験なしに、神から離れ、神に還る体験をしたとは言えません。

例えば、どの魂も、いつか障害のある肉体で生活する体験を選びます。

一方、よしきたと、その魂の両親を体験させていただく選択をする魂もいます。

そこで、障害を体験したい魂は障害のある子どもの親を体験したい両親を選んで生まれてきます。

その両親のもとで、障害のある肉体の体験をさせていただくのです。

また、カルマは自分の想いと言葉と行動に、自分自身が出会う働きなので、他の人との間にカルマ関係があるとは言えません。


私たちの魂は、ゆるいグループごとに構成され、さまざまなチームを組んで人生体験をしています。


例えば、スポーツでいえば、競技場で、敵味方に分かれて、実際に競技をする数多くのチームの選手、そのサポートをする者。それぞれのチームの監督、マネジャー、コーチ。選手の体調を管理する者、選手の使う道具を管理する者、観覧席で応援する者と、多くの人たちがかかわってスポーツをやって楽しみます。

この人生でも、私たちは地上に再生するたびごとに、それぞれが自分の役割を変えて活躍しています。

お互いに悪役をやったり、敵役をやったりしています。お互いに勝ったり負けたりします。

その体験をオモシロガルのが人生です。

そのそれぞれの自分の役割を陰で支えている肉体を持たないチームメイトたちも大勢います。エドガー・ケイシーはそんなチームメイトたちを天使たちと表現します。

こうして、みんなで神から離れ、神に還る競技をそれぞれにオモシロク盛り上げます。


人生は地球という競技場で、みんながお互いに「愛」という競技をしている感じです。


一般に私たちは、そのことを知らないでこの人生をやっています。人は、たった一人で生きているのではありません。

多くの魂がチームを組んで、みんなで、この今の人生を体験しているのです。

この人生体験は、全部、自分が選択したものを自分が体験をしているだけ。

そしてこれが競技相手やチームメイトとして、今、地上で生活しているお互いの間に、カルマ関係が生じたように見えるのです。


誰も、何も、私に影響を及ぼしていません。

人生は自分の選択とその体験。


自分が、この今、何を体験していても、それは自分の選択の結果。

今、ここにあるこのままを、このままに、「どんな感じかな……」と、よくよく感じて、その感じをじっくりと観じたら、それで充分。

これが人生を愛している体験。

その愛した体験は、そのままに、サッさと行かしてしまいます。「こだわらない」。

自分におこるナニゴトも、どんどん行かしつづけます。「こだわらない」。

過去の体験を行かしてしまわないで「過去にこだわる」と、その「過去のこだわり」を、これからも体験しつづけます。

「今」はいつも新鮮。おきていることを、自分のセイにしない「どんな感じかな……」。

「今」はいつも新鮮。おきていることを人のセイにしない。「どんな感じかな……」。

「今」はいつも新鮮。おきていることを何かのセイにしない。「どんな感じかな……」。

「今」はいつも新鮮。おきていることをカルマのセイにしない。「どんな感じかな……」。

「今」はいつも新鮮。今、ここでおきていることを神のセイにしない。「どんな感じかな…」。

この今を生き、過去にこだわらない生き方をエドガー・ケイシーが提案しています。

それは、この「今」。自分の理想と目的をハッキリさせ、自分の肉体を通して働かれ、自分の肉体を通して観じておられる「理想」との、ごいっしょの体験を自分と人々のお役に立つ体験にする方法です。

○大船に乗る

自分の魂が、今生で体験しようと計画したカルマは必ず体験します。

いい感じがするカルマはぜひ体験したいけれども、いやな感じの体験をするカルマはいやだというわけにはいきません。神に還ろうとする私たちにとっては、どちらも必要な体験なので、両方を体験します。

私たちが、波打ち際に立っているとき、大きな波がやってきたら、ひとたまりもなく波にもまれてひどい目に遭います。

ところが、とてつもない大きな船に乗っていたら、大きな波がやってきても、それは船端をたたいて通り過ぎていきます。

これは精神的なレベルの話ですが、その大きな船が、私たちの「理想」です。「理想」という大きな船は、やってきたカルマへの対処をする足場になってくれます。

こうして、私たちは「理想」とごいっしょに行動する人生を生きる方が積極的で、楽しい生活体験になります。

ここで言う「理想」とは、「私たちみんなの生命・意識」のことです。

自分という「最高の存在」に、自分らしい名前を付けた呼び名です。


それを感じている状態は、「理想」が持っている「知恵と慈しみ」との一体感。

それは、もう、私たちの人生のゴールに着いてしまった感じ。

もう、どこへもいかなくてよい状態。

理想の状態にいると、困っている人々のお役に立つだけしか、自分が存在する必要がなくなってしまいます。

もう、自分の過去にはとらわれなくなってしまいます。

自分の過去はどうでもよくなってしまうのです。


今、自分を通して理想が働かれていると感じられます。


理想といっしょに、ここにあるこのままを、このままに認め、それをよく感じるようになります。

理想といっしょに、今の、このままを祝福し、感謝し、それに感動するようになります。

そして、目的をハッキリさせて、理想といっしょに行動するようになります。

理想がしっかりと決まっていないと、私たちは何かにつけ、無意識に自分の決めつけ、思いこみ、感じこみで、他の人やいろいろな出来事を何とかしようとします。

そして、うっかりしますと、非難、批判、否定、疑いなどという、いやなカルマの種を造りつづけてしまいます。

やがて、それを全部自分の体験にします。

理想を決め、その理想を、いつも感じていると、理想と一つの体験をします。

理想は造る働きなので、私たちが理想の働き先を「ここ」と指定すると、理想は喜んで、即座に、そこに働いてくれます。これを「目的をハッキリさせる」と言います。

「目的」は、これから自分が「理想とともに」体験したい具体的な状態、行動、働き先を選択し、ハッキリさせておくもの。

私たちは時間と空間と忍耐の中で、それを創造し、理想といっしょの体験をします。

こうして、この今から、理想と目的をハッキリさせて生活するのが、魂が狙っている人生体験です。これが、いやなカルマとの付き合いかたです。

さて、「理想」については、今までも、たくさんお伝えしていますが、これは皆さんお一人お一人が、ご自分で自由に決められる問題です。

しかし、この今、ああだ、こうだと考えるよりも、とりあえず、ご自分の理想を「愛がいっぱい」にしてみます。これが、ご自分が、ご自分の理想を選択し、ハッキリさせたということです。

こうして、「愛がいっぱい」という肉体の感じを感じ、その感じを意識し、この理想の「愛がいっぱい」の働き先（目的）をハッキリ指定する体験をしてみてください。

すると、自分の理想が、実際に、自分といっしょに働かれるという、具体的な体験をします。

その体験の後、別の、自分がピンとくる最高のありかたに、自分の「理想」を替えてもよいのです。

愛・平和・光・静けさ・神、それに、みかんの味も、香りも、これらは皆自分の肉体の感じです。

私たちは、視覚、聴覚、嗅覚、味覚、触覚、第六感などの肉体の感じが感じられます。でも、それを人には説明できません。

どんな時にも、自分がそれを自由に感じるには、それを感じていると決めつけ、思いこみ、感じこんでいる状態になればよいのです。

私たちが、とりあえず自分の「理想」にした「愛がいっぱい」も同じです。

また、私たちが「愛がいっぱい」を想い、それを言葉にし、それを行動しても「理想」の状態になってしまいます。それを、「ごいっしょ意識」と言うのです。

その状態で、自分が体験したい自分の目的をハッキリさせますと、理想は、その目的の場所で、現実に、シッカリと働いてくれます。

こうして、私たちは、いつも目的をハッキリさせ、自分の「理想」といっしょに行動します。

宇宙中に「愛がいっぱい」を充分に感じて、「誰々さん」「この問題」「この仕事」「私の心配」「私の怒り」「私の肺ガン」「自宅」「学校」「職場」「隣近所」「自分が歩く道」「乗り物」というように、「愛がいっぱい」という理想が働かれる目的をハッキリさせると、私たちが選択した「愛がいっぱい」という理想は、その人、その場で、間違いなくキチッと働いてくれます。

そこで、自分の魂が選択している今の状況を、そのままに、理想とともに充分に感じきってしまいます。

「どんな感じかな……」。

いいですか。自分の肉体を通して、今を観じているのは「理想」です。

その観じを祝福し、感謝し、感動する癖をつけます。

これが、大きな船に乗っているということ。

そして、その船の上で、今、人々のお役に立つ必要な行動をとりつづけます。

私たちは、日々のまったく自由な自分の選択と、その体験を楽しみ、その結果は、「理想」のお働きに、すっかりおまかせします。

これが、怖れのない生活の選択とその体験です。

一緒に過ごしている人に

○魔法使いの種

先日、心の中に風が吹く、自分自身を認めにくい、自信もなければ、元気も出ないという方がお見えになりました。

オイルマッサージをして差し上げましたら、「福田先生は魔法使いですか。見えている世界が全然違います」と言って元気に帰られました。

いかにも私は魔法使い。

もう五十年も、エドガー・ケイシー流の魔法を使って生活してきました。しかも、魔法の仕掛けや種明かしをしながら魔法を使うタイプです。

皆さんが、この種と仕掛けを知って活用すれば誰でも、このままで立派な魔法使いです。

「皆さん、どうぞ、魔法使いになってください。魔法を使うのはオモシロイですよ」。

当然ご本人にも、その場で私のやり方をまねて魔法を体験していただきました。

この方の治療は、三十分足らずの「愛がいっぱい」のオイルマッサージ。

この方におすすめの魔法の種は「愛がいっぱい」。

その種が効いたので、私が効いたのではありません。

この方に「愛がいっぱい」を感じていただいたのではなく、私が「愛がいっぱい」と共にマッサージをさせていただいたのです。これが魔法の仕掛け。

そして、この「愛がいっぱい」という魔法の種や仕掛けがきちんと仕事をしてくれましたので、この方は元気になられたのです。

ところで、この方は帰りにも、もう一言「背中のオイルマッサージは気持ちがいいですね」と言って帰られました。

この「ニッコリいい感じ」を感じていただくのも魔法の仕掛け。


同じ日に、生活のすべてに不安を感じるという方が来られました。この方に向いた魔法の種は、「人生は遊び」と「いつも助けられている」でした。

そして、私が感じる「愛がいっぱい」のマッサージ、魔法の仕掛けがよく効きました。

ケイシーの健康法は全部が魔法の仕掛け。これをやれば誰でも自然に魔法使いになります。

○決めつけ、思いこみ、感じこみ

私たち一人一人は、この今、本当にスバラシイ存在として生活しています。

私たちは自分のまったく自由な決めつけ、自分のまったく自由な思いこみ、自分のまったく自由な感じこみを実際の体験にする完全な働きを駆使して、自由自在に生活している「知恵と慈しみそのもの」。

こうして、それぞれが自分の決めつけ、思いこみ、感じこみはどんな働きをするか、それが、どんな体験になるのかをやってみて、それをお互いに楽しんでいるのが人間。

人からどう言われようと、人からどう思われようと、人からどうされようと、人からどう扱われようと。過去に何があったとしても、今がどうであれ、私たち一人一人はそれぞれに「まったく自由なスバラシイ知恵と慈しみの働きそのもの」として、この今の、自分の決めつけ、自分の思いこみ、自分の感じこみを体験しながら永遠に生きつづけているすごい存在。

私たちは本当に、このままで「知恵と慈しみの完全な働き」。

私たちは、この今、みんなで「同じ一つの生命」。みんなで「同じ一つの意識」。みんなで「同じ一つの知恵と慈しみの働きそのもの」。

私たちは日々の生活の中で、この「同じ一つの働き」のスバラシサをつぶさに体験しています。

しかも、私たちは、この「同じ一つの働き」の一部として、誰でもみんながそれぞれに違った決めつけ、違った思いこみ、違った感じこみをして、その違いを自由に体験してみているのです。

私たち一人一人は、他の誰とも違う個性ある体験を持つことによって、この「同じ一つ」を支えている、本当に重要な存在です。


いいですか。私たちの、この今の自由な決めつけ、この今の自由な思いこみ、この今の自由な感じこみを制限する者は誰もいないのです。神も制限しません。

ところが、自分の決めつけ、自分の思いこみ、自分の感じこみだけが自分の自由なスバラシイ知恵と自分の自由なスバラシイ慈しみの完全な働きを制限します。


しかし、その自ら制限した体験を楽しんでいるスバラシイ存在は、なんと自分。

多くの人々は、自分の考え、自分の決めつけ、自分の思いこみ、自分の感じこみが、自分のスバラシイ知恵と慈しみの働きを制限し、その体験を楽しんでいるとは知りません。

そこで、不注意で、自分の役に立たないような決めつけ、自分の役に立たないような思いこみ、自分の役に立たないような感じこみを選択し、それを自分の体験にして生活します。あるいは、自分の考えの癖で、自分のまわりに起きる出来事に、自動的に否定的に反応し、その否定的な反応を体験する人生を送るのです。

これらは単に癖です。

私たちはみんな、日々に、自分の決めつけ、思いこみ、感じこみの癖にバッチリ出合い、それを楽しんでいるスバラシイ存在。そのスバラシサを誰も、非難、批判、否定できないのです。

○非難、批判、否定

今、自分の肉体活動、精神活動、日々の生活がうまくいっていない方は、過去の、自分にとっては役に立たないいやな決めつけ、過去の自分にとっては役に立たないいやな思いこみ、過去の、自分にとっては役に立たないいやな感じこみをそのままにして生活しているから。

これは単に、過去に、自分が「ああでもない、こうでもない」と考えた心の癖。

そういう癖を持っている人が以前と同じ体験をしますと、過去の考えの癖が自動的に働き始めます。「ああでもない、こうでもない」。

それが始まると、同じことばかりを繰り返し繰り返し考えて止まらなくなってしまいます。そして、これからも、その「ああでもない、こうでもない」を自分の体験にしつづけます。

多くの場合は自分の自由な決めつけ、自分の自由な思いこみ、自分の自由な感じこみが、自分や他の人々への非難、批判、否定、疑い。善悪正邪の判定。自分の好き嫌いへのこだわり。それに被害者意識などを選択しているから。

しかも自分がそういう選択をしているとは、全然、マッタク、いささかも気がつかないで生活しています。その癖が自動的に他の人や自分自身の精神的、肉体的な傾向を非難、批判、否定し、それらを日々に自分の実際の体験にしつづけます。

そう聞くと、いわゆる真面目な人は、フト、そうしている他の人や自分がいるのに気がつきます。

そして、これではだめだ。そうしている他の人や自分を「ナントカしなければならない存在だ」と決めつけ、思いこみ、感じこんでしまいます。

そこで、悩むのが大好きな人々は、このチャンスを逃すはずはありません。ジクッと悩みます。

そして、ナントカし始めます。

これが、他の人々や自分への非難、批判、否定、疑い。善悪正邪の判定。自分の好き嫌いへのこだわり。それに被害者意識の選択。復讐。

これは、自分がナガーイ年月の間に培ってきた癖です。ご本人にとっては、なくてはやっていけない感じの大切な癖です。

デモ、これは単に癖です。どうしても、抜けない、抜きがたいクセなのです。

私たちは自分がそう決めつけ、そう思いこみ、そう感じこむと、そのとおりをこれからの体験にします。

人によっては、善意で他の人や自分をナントカしなければとヤッキになります。

人によっては、他の人や自分をナントカしなければと、徹底的に攻撃します。

そのココロは、「自分の考えは正しい」「自分の決めつけ、思いこみ、感じこみは正しい」です。

自分は正しいから、自分の決めつけ、思いこみ、感じこみを変えられません。変えられないから、それから抜けられません。

そのことばかりしか考えられなくなり、ヒマさえあればそれを考えます。それを考えるから、それをバッチリ自分の体験にするのです。

すると自分は正しいし、自分はそんな体験はしたくないのに、自分以外の何かが自分をそそのかしていると考えてしまいます。

こうして「私は被害者」という体験を自分が造り出し、「被害者」という自分を演技し、「被害者」を自分の体験にして生きつづけます。

○遊園地

私たち一人一人は、このままで知恵と慈しみの完全な働きを生きているスバラシイ存在。それ以外の存在にはなれないのです。

この地上は「知恵と慈しみの完全な働き」を体験する場。「遊園地」。「遊園地」には、ハラハラ、ドキドキする遊具がいっぱいあって、みんなで遊び、みんなが楽しめます。そのハラハラ、ドキドキをオモシロガルのが遊園地。

この地上も同じ。

その「遊園地」という地上にいて、自分の生活がスバラシクないし、楽しめなかったら、自分の考え、自分の決めつけ、思いこみ、感じこみの癖がスバラシクないから。

この地上では、それぞれの人がそれぞれに自分の決めつけ、思いこみ、感じこみが、どんな体験になるのかをやってみて、ハラハラ、ドキドキを体験し、オモシロガッテいるのです。言い方を変えると、人々は、この地上で、それぞれに違った見方、違った考え方を体験しています。

人々のそれぞれの見方、考え方が、その人らしい体験を造ります。その人たちはそれを楽しんでいるのです。そこで、この世の中には、カワッタヒトばっかりが生活しているように見えます。

その人が困っていたら助けて差し上げましょう。

その人が困っていなければ、その人をナントカしようと、一所懸命にはならないでください。

善意でも、その人をナントカしなければならない人と考えますと、自分が、その人をスバラシクない人に造っていることになります。それは、その人にとっては至極迷惑なのです。

それでも、その人をナントカしようとしますと、自分自身がナントカしなければならない体験をするばかりか、自分自身をスバラシクなく造って、それを実際に体験してしまいます。

私たちは自分の見方、自分の考え方が、自分の体験を造り出すスバラシイ存在。

私たちの日々の体験は自分が選んだもの。

誰でもみんな、スバラシイ「知恵と慈しみの完全な働き」。

人間は、それぞれに、そのスバラシサを発揮して、自分の選択を完全に体験し、この地上という遊園地でオモシロガッテ遊んでいます。


自分も、自分を育ててくれた人も、自分のまわりの人も、誰も悪くない。

○いつも新鮮

私たちは、いつでも新鮮。いつでも自由。いつでも、どんな時にも、「知恵と慈しみの完全な働き」。そうでなかった時など、一瞬もない。

この今、私たちが、新鮮で、自由で、「知恵と慈しみの完全な働き」なら、過去の、自分の決めつけ、過去の自分の思いこみ、過去の自分の感じこみに、一切こだわることはありません。

過去は、そのままにしておいてください。

過去は、私たちの踏み台。

過去は、出発点。私たちはいつも新鮮。いつでも自由。

過去は、私たちのこれからに何の影響も与えないのです。


私たちは、この今、役に立つ新しい楽しい決めつけ、役に立つ新しい楽しい思いこみ、役に立つ新しい楽しい感じこみを自由に決めつけ、自由に思いこみ、自由に感じこめるのです。


私たちが、自分の過去にこだわる時、その対応はいくらでもあります。

エドガー・ケイシーは、「笑いとばす」という方法を勧めます。

とにかく、以前と同じ考えが浮かんで、同じところをぐるぐる回り始めたら、それは、いつもの、自分の考えの癖です。

「笑いとばす」。

そして、「希望そのもの」を全身で感じます。

私は、「笑いとばす」と同時に、「神の栄光」、「愛がいっぱい」、「ニッコリいい感じ」などを感じます。これは単に、そう感じる私の癖。

今、それが私を通して働いていると決めつけ、思いこみ、感じこむのです。

これは、自分がどういう存在であるかをハッキリさせて、いつも、それを意識している私の心の癖。

「自分が神の栄光」という存在であるというのは私の「理想」。

「自分が愛がいっぱい」であるというのは私の「理想」。

私がいつも「ニッコリいい感じ」と観じているのは私の「理想」。

そして、私が気になる人や、気になる出来事に出会ったら、その人や、その出来事にも、私の「理想」が、私を通して活き活きと働いていると感じ、感謝するのは私の癖。

自分の目的をハッキリさせ、計画を立てて、この今、私の決めつけ、思いこみ、感じこみを「理想」といっしょに行動して行くのは私の癖。


治療も同じ。「愛がいっぱい」が私を通して働いているから、「ナオルニキマッテイル」。そこで、「愛がいっぱい」に聞いて聞いて聞きまくる治療をするのが私の癖。

○魔法の仕掛け「理想」の活用

誰でもそう。自分の「理想」（魔法の種）として、自分にピッタリのものを決めつけ、思いこみ、感じこむ。それは魔法の仕掛け。

例えば、自分の理想（魔法の種）を「知恵と慈しみの完全な働き」とハッキリさせたら、自分は「知恵と慈しみの完全な働き」と決めつけ、思いこみ、感じこむ。それを自分の癖にします。

それを自分の癖にするためには、いつもいつも、「私は、知恵と慈しみの完全な働き」と言いつづけます。これを自分の癖にするのが魔法の仕掛け。

何を考え、何を感じ、何をする時にも、いつも自分が自分の「理想」の「知恵と慈しみの完全な働き」と共にします。これを自分の癖にするのが魔法の仕掛け。

いつでも、自分の理想の「知恵と慈しみの完全な働き」が、自分を通して働いていると決めつけ、思いこみ、感じこむ生活をします。これを自分の癖にするのが魔法の仕掛け。

いつでも、何にでも、誰にでも、自分の理想の「知恵と慈しみの完全な働き」が、自分を通して働かれているのを感じます。これを自分の癖にします。これが魔法の仕掛け。

このように、自分らしい「理想」（魔法の種）をハッキリさせる。これが魔法の仕掛け。種や仕掛けがきちんとセットされていますと、魔法というのは、こっちがナントカしなくても、種や仕掛けが働いて、見事に成果を上げてしまうものです。

こうして、魔法を使うのに慣れてしまうと、いつも、私ではなく、種や仕掛けが勝手に働いてくれるので、何となく手持ち無沙汰の「希望そのもの」に充ちた毎日になります。

さて、精神的にも、肉体的にも、大変具合の悪い方に、この「種や仕掛け」の話をしても受け付けません。

そのような方には、その方の苦しみをよく聞いてくれ、よく分かってくれ、その方の感じをよく感じ、親身になって世話をしてくれる生活のパートナーが必要です。

パートナーは、その方をナントカしようとしないでください。

パートナー自身が魔法の種と仕掛けを使って、自分が魔法使いになり、魔法を使って、その方にいい感じの体験をしていただくのです。

すると、この「一つ」として展開している種や仕掛けがきちんと働きます。

この今、「どんな感じ」を感じているのかをじっくり聞いて、その感じをそっくりわかって差し上げるのがコツです。

「わかるなあ」。

「わかるよ」。

パートナーは、そのことに関して自分の意見は言いません。誰にとっても、パートナーが、自分のことをシッカリとわかってくれるのは、うれしい体験です。

これは、ニッコリいい感じの体験です。

そして、この今も私たち誰でもみんなのパートナーとしての「理想」は、「どんな感じかな……」と、私たちを通して、私たちをじっくりと観じています。

やりゆう

○土佐弁

私の母方の祖父は高知市の東、物部川の先、三宝山の麓の農夫でした。農業のかたわら、峰雪という名で屏風絵やふすま絵を描く狩野派の画家。写生のために、携帯用の筆を愛用していました。

いちいち丁寧に連絡するタイプで、筆まめなので、生前は今で言うメールが来ました。「おんしんくの田んぼの前を通ちょったらな、稲が……と言いよったぜよ、何とかしちゃらぁにゃあ」という具合なのです。

私は、小学生になる前と中学生の後半しか高知にいませんでしたので、土佐弁は使えません。

ところが、高知で親しくしていた友人は、今、東京に住んでいても、私の顔をみたり、私が電話に出ますと、よどみない土佐弁しか出てこなくなります。標準語が頭の中から、どこかに行ってしまうのです。

当然、ここに登場ねがう祖父は私に向かって標準語などを使うはずがありません。

「やりゆう」は、語尾を挙げますと、「元気にやっていますか」という挨拶言葉になります。生まれ育った郷土の言葉は、部落が違うと、いや、小さな流れの右岸と左岸で、微妙に違います。それを現地の人たちは聞き分けています。「やりよぉ」と言う人もいます。

私の叔母が、私に声をかける時には、やさしく「やりゆぅかね」と言います。

私は、語尾を下げて、「やりゆぅよ」と答えます。

おじぃやんのメールは、こういう説明なし。皆さんが、もうすでにご存知の話が展開します。土佐弁のムードを楽しんでください。

そして、話だけで終わらずに、おじぃやんの話を活かして生活してみてください。

○おじぃやんのメール

天国のおじぃやんから、突然メールが来ました。

「やりゆかよ」「やりゆぅよ」。

「何やりゆぅ」「あしゃあ、エドガー・ケイシーの押し掛け弟子をしゆぅよ」。「江戸崖の石かね」「いや、ケイシーはアメリカ人の名前。『心は体験を造る』と言うて、大勢の人々を救ちょら。観音様のような人ぞね」。

「観音様のような立派な石のところに押し掛けちょう弟子かね。おんしゃあ、いつまでも、こんまい砂利石のままでおったらいかんぜよ。大切なことを教えてもろぅたら、とにかくやらにゃあ。やっちょったら、大きな石になるきに」「……」。

「聞きゆぅかよ」「聞きゆ」。

「この地上に生きちゅうおまんらぁは、誰でも皆、この今、自分自身が観音行をしゆぅきに。普通、多くの人は、観音様の慈悲と知恵の活き活きした働きを知らんずつ行動し、生活しゆう。

あしらぁは、皆誰でも、観音様の分身ぜよ。おんしの肉体は、このままで、宇宙のあらゆる次元を通して働いておられる観音様の動く観音堂よ。

日々の生活は、観音様があしらぁを通して絵を描きゆぅようなもの。過去に、自分が描いちゅう絵の上に、新しい自分らしい絵を重ねて描く意味深い行（行い）が、おまんらぁの人生に変わらんぜぇ。

観音様といっしょに働くには、まず、これから、どういう生活体験をしたいかをハッキリ決めぇや。おんしが決めにゃあ、観音様はどうやっておんしを助ける。そして、おんしを通し、日々に働いておられる観音様の深い知恵を自由自在に活かして生活しぃや。

日頃から、観音様の知恵と慈しみが、自分を通して働いておられると感じ、その感じを深々と観じ、具体的に必要なことを、観音様といっしょに行動しちょればえいちや。

観音様は、完全な知恵と慈しみ。完全な造る働き。あしらぁの体験を造る完全な仕組み。感覚的には、広大無辺。自由自在。間（ま）。空（完全・一つ）。時（今）。静けさ（存在）。光。全部ひっくるめて、あしらぁが一体感を感じているとき、その働きとして、活き活きと『ありゆう波動』。

おんしらぁは、日常の生活の中で、自分に必要なものは何でも、『ある』と決めつけ、思いこみ、感じきったら『ある』。その『ある』を自分の体験にしようらぁ。

その体験は『ありゆう』が変化したもの。全存在は、完全な知恵と慈しみの完全な働きの『ありゆう』が変化しゆうだけで、「ない」ものは何もないいんや」。

「こんなこと知っちょるだけでは何の役にも立たん。あしらぁは誰でも皆、観音様。自分が観音様をハッキリ感じ、その感じを他の人やまわりに感じる癖をつけぇや。例えば、自分が宇宙のあらゆる次元で働く観音様の慈しみの光になって、まわりを照らしてみなさい。

自分を通して、観音様の慈しみの光があふれ出ていく。

そうしゆぅ時はな、あれやこれやのよけいな考えや悩みは、自分が放つ多彩な光の陰にしか見えんようになる。

陰は影よ。そのまま行かし」。

「人はこだわりなく、過去の上に何でも描ける。自由自在よ。どうでもえいことや過去にこだわれば、こだわるという絵を描きゆうことになって、こだわりの体験をする。

こだわりは自由自在やない。考えや気持ちがとどこおる。体も疲れてしまう。つまらんぜ。

でも、こだわっちゅう自分にもこだわりな。（命令形の後に来る「な」は否定形）。

また、自分のこだわりを何とかせにゃあとせんどき。自分が選択しよったこだわりは、観音様への供物にしなさいや。この今も、おんしらぁの意識と肉体を通して、とどこおりなく働きゆう観音様は、人助けができたと言うて喜ぶぜ。たくさん喜ばしぃ。

自分が選択したものに、気持ちようにこだわるんやったらえいがぞ。その気持ちえいこだわりが、おまんらを元気にしてくれらぁ」。

「あしらぁも、おんしらぁも、闊達自在。自分が何を描くのかは、誰でも、自由自在に選択できらぁ。あしらぁが思う存分に描いても、この世界は、いつも新鮮。皆が、皆で楽しくなるような絵を描きぃ。新鮮な、自分らしい絵を描いたら、それをたっぷり楽しみや」。

観音様は、あしらぁの意識の具体的な知恵と慈しみの働きぞね。あるがままの『ある』という仕組みの感じを、そのままに観じ、それが働かれる場を指定すると、その場で、『ある』という仕組みが活き活きと働かれる。

これが、おまんらぁの生活に役立つ知恵と慈しみを活かす。『ありゆぅ波動』の働き方ぞね。

ほんきでやりや。

ほいたら、またメールするきに」。

あとがき

「私」は「渡し」です。私たちみんな（一体感）の「知恵と慈しみの造る働き」を「自分（自《おの》ずから分かれているもの）」を通して渡す体験を選択し、それを現実に生活しています。私は、ここに書いている「愛をこき使う」生活を選択し、その体験を生きています。そうしたら、こうなりましたという体験を書きました。この本も、皆さんに、シッカリとお渡ししました。

ここに書いたやり方は毎月行われている定期講習会、また皆さんが集まれる日に講習会を開催してお教えしています。

ご要望があれば、日本全国どこへでも出張して講習を行っています。

習い事とは、もともとのスバラシイ自分と出会う体験です。

この地上で生活している一人一人の体験は、みんな違っているからオモシロイのです。皆さんはそれぞれに違っていていいのです。

そこで皆さんは、この本に書いていることをうのみにしないでください。

皆さんの人生の目的が、私と同じで「世界中の人々の心身を健康にする」でしたら、ここに書いている私の方法をやってみて、お役に立つところを遠慮なくヌスンでいって自分のものにしてください。

どうぞ、それをどんどんと自分らしい方法に変えていってください。これはとても大切なことです。人々はみんな、それぞれに自分らしく、世界中の人々のお役に立ててください。

そしてどうぞ、これからの日々の健康な生活のお役に立ててください。

ご案内

エドガー・ケイシー関係の団体

▽A．R．E．（Association for Research and Enlightenment, Inc.）

別名「ケイシー財団」とも呼ばれ、ケイシー・リーディングの記録を保管、研究、提供することを目的とする非常利団体として一九三一年に設立された。誰でも入会できる。住所は次のとおり。

215 67th Street, Virginia Beach VA 23451, USA

http://www.edgarcayce.org/

▽日本エドガー・ケイシーセンター（ＥＣＣＪ）

〒１５１—００５３　東京都渋谷区代々木５—25—20　ナカノギャラリー３Ｆ

電話０３—３４６５—３２８５　ＦＡＸ０３—３４６５—３２６３

http://www.eccj.ne.jp/

●各種セミナーの開催

●エドガー・ケイシーの理念にもとづく祈りや瞑想の会、研究会等の開催および支援、育成。

●ケイシー探究ツアー（A.R.E.、アトランティック大学受講、エジプト等）の主催および後援。
●ケイシー・リーディング関連資料の原文の、当センタースタッフによる翻訳文を提供（有料）。

▽福田高規治療院　治療、体験会、定期講座、商品販売
〒169―0051　東京都新宿区西早稲田2―5―13　イトウビル301
電話03―3209―3711　FAX03―3209―3986

▽優美倶楽部　治療、講演、商品販売
〒460―0003　名古屋市中区錦1―10―11　ユーキホテル10F
電話052―201―9137　FAX052―201―9227

▽綜合健生研究所　定期講座、講演、商品販売
〒466―0856　名古屋市昭和区川名町2―10
電話052―752―4875　FAX052―752―4903

▽エドガー・ケイシー健康会事務局
電話052—752—4666
http://www.world-egg.com/cayce/
E-mail: cayce@world-egg.co.jp

著者紹介

福田 高規（ふくだ たかのり）

昭和９年１月30日、高知県野市町に生まれる。昭和35年頃から十菱麟氏のグループと交流し、エドガー・ケイシー関係図書の出版活動をする。その後独立し、国際鍼灸理療専門学校において治療法を学ぶ。現在は「エドガー・ケイシーを暮らしに活かす会」の代表として、ケイシー・リーディングを実生活と治療に活かす運動をしている。

著書に「人生を変える健康法」「人類を救う治療法」「人を癒す健康法」「ドリーム・レッスン」「超『意識活用』健康法」（すべてたま出版刊）他がある。

●著者連絡先
〒169-0051　東京都新宿区西早稲田2-5-13
イトウビル301　福田高規治療院
TEL.03-3209-3711　FAX.03-3209-3986
ホームページ　www.ishiki.jp

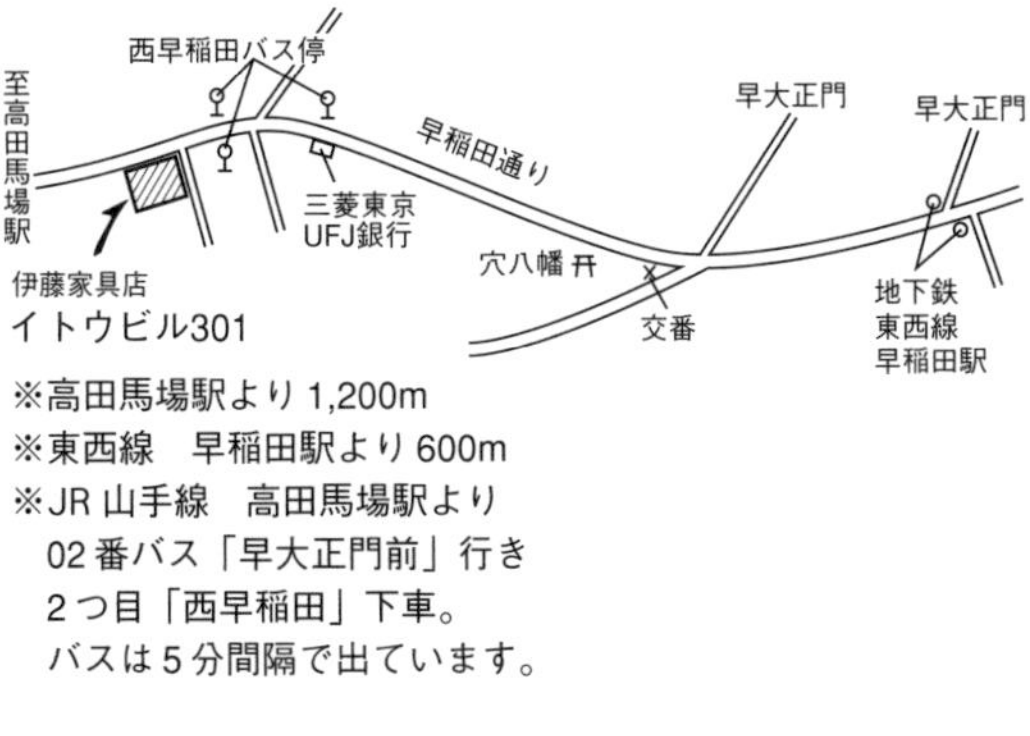

※高田馬場駅より 1,200m
※東西線　早稲田駅より 600m
※JR 山手線　高田馬場駅より
02番バス「早大正門前」行き
2つ目「西早稲田」下車。
バスは５分間隔で出ています。

エドガー・ケイシーに学ぶ日々の健康法

2008年11月25日　　初版第１刷発行

著　者　福田 高規
発 行 者　韮澤 潤一郎
発 行 所　株式会社 たま出版
〒160-0004　東京都新宿区四谷4-28-20
☎03-5369-3051(代表)
http://tamabook.com
振替　00130-5-94804
印 刷 所　株式会社　エーヴィスシステムズ

ISBN978-4-8127-0263-5 C0011